许润三妇科疾病
诊治经验及医案集

许润三　赵春杰◎编著

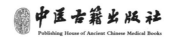

中医古籍出版社

Publishing House of Ancient Chinese Medical Books

图书在版编目（CIP）数据

许润三妇科疾病诊治经验及医案集 / 许润三, 赵春杰编著. -- 北京：中医古籍出版社, 2022.8
　　ISBN 978-7-5152-2471-8

　　Ⅰ. ①许… Ⅱ. ①许… ②赵… Ⅲ. ①妇科病 – 中医临床 – 经验 – 中国 – 现代②妇科病 – 中医治疗法 – 医案 – 汇编 Ⅳ. ①R271.1

　　中国版本图书馆CIP数据核字(2022)第028822号

许润三妇科疾病诊治经验及医案集

许润三　赵春杰　　编　著

策划编辑：李　淳
责任编辑：吴　頔
封面设计：王青宜
出版发行：中医古籍出版社
社　　址：北京市东城区东直门内南小街 16 号（100700）
电　　话：010-64089446（总编室）010-64002949（发行部）
网　　址：www.zhongyiguji.com.cn
印　　刷：水印书香（唐山）印刷有限公司
开　　本：710mm×1000mm　1/16
印　　张：12.75
字　　数：160 千字
版　　次：2022 年 8 月第 1 版　2022 年 8 月第 1 次印刷
书　　号：ISBN 978-7-5152-2471-8
定　　价：69.00 元

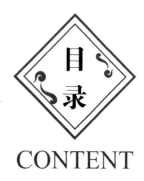

目 录

CONTENT

第一章　国医大师许润三小传　　　　　　　　　　　1

第二章　学术渊源及学术思想　　　　　　　　　　　6

　第一节　学术渊源　　　　　　　　　　　　　　　7

　一、少年读经，理论宗《内经》，杂病法仲景，温病师吴瑭　　9

　二、壮年迁居，师法景岳　　　　　　　　　　　　9

　三、中老年专攻妇科，强调冲任作用，善用血肉有情之品　　10

　四、经方思想影响下形成的临证要诀　　　　　　　10

　第二节　学术思想　　　　　　　　　　　　　　　12

　一、对女性生理的认识　　　　　　　　　　　　　13

　二、妇科病从肾论治兼顾肝脾　　　　　　　　　　16

　三、主张辨证与辨病相结合，方证对应相结合学术观点　　17

　四、治病以调理脾胃为先　　　　　　　　　　　　18

　五、敢于创新，师古而不泥于古　　　　　　　　　19

第三节　用药特点　　　　　　　　　　　　21

一、主张温补，配伍合理，用药精当　　　22

二、用药体会　　　　　　　　　　　　　23

第三章　专病论治　　　　　　　　　　　27

第一节　月经病证治　　　　　　　　　　28

一、崩漏证治　　　　　　　　　　　　　29

二、闭经证治　　　　　　　　　　　　　42

三、痛经证治　　　　　　　　　　　　　51

四、更年期综合征证治　　　　　　　　　65

第二节　卵巢病证治　　　　　　　　　　78

一、卵巢早衰证治　　　　　　　　　　　79

二、多囊卵巢综合征证治　　　　　　　　83

三、卵巢囊肿证治　　　　　　　　　　　89

四、子宫腺肌症证治　　　　　　　　　　91

五、子宫内膜异位症证治　　　　　　　　93

第三节　不孕症证治　　　　　　　　　　98

一、排卵障碍性不孕证治　　　　　　　100

二、输卵管阻塞性不孕证治　　　　　　110

三、免疫性不孕证治　　　　　　　　　123

四、精液异常性不孕证治　　　　　　　126

第四节 其他妇科病证治   130

  一、盆腔炎证治   131

  二、先兆流产证治   145

  三、妊娠恶阻证治   155

  四、产后发热的证治   164

第四章 妇女食疗养生的各种食物   172

  一、黑芝麻   173

  二、黑桑椹   174

  三、鲍鱼   175

  四、墨鱼   176

  五、黑花生   177

  六、核桃   178

  七、黑豆   180

  八、大枣   181

第五章 国医大师告诉你如何养生   183

  一、好心情胜过十服良药   184

  二、均衡吃，健康美丽两手抓   187

  三、阴阳平衡是身体的良药   191

  四、未病先防，告别亚健康   194

第一章 国医大师许润三小传

许润三（1926—），江苏省阜宁县人，第三届国医大师，著名中医妇科临床医生，中日友好医院教授，兼任中国中医药促进会中医生殖医学专业委员会特聘专家。

许母40岁时生下许润三，他自幼体弱多病。许润三小时候得过黑热病，18岁突然浑身水肿，昏迷了48小时。因为自身多病，临近中学毕业时他即遵父命弃学读医，拜当地名医崔省三门下（崔先生是清代名医赵海仙的弟子），因学医既可济世活人，亦可养生防病。他白天侍诊抄方，晚上背诵中医经典名著，经过4年刻苦学习，于1949年受业期满，自立诊所。由于承袭了老师善治温热病的宝贵经验，又加之不断地学习钻研，年轻的许润三就已救治了不少危重患者，不久即医名远播。

1953年，许润三响应政府号召，与当地4位西医开设了阜宁县新沟区联合诊所，同年进入盐城地区中医进修班学习现代医学技术。1956年，他考取南京中医学院（今南京中医药大学）医科师资班，毕业后分配到北京中医学院（今北京中医药大学）任教。

当时北京中医学院的师资力量不足，临床、教学任务繁重，许润三分别讲过基础、诊断、内科等多门课程，临床带教以及教学更是内、外、妇、儿各科都要从事，他扎实的理论基础和良好的疗效受到师生们一致好评。1961年，妇科急需教员，当时任教务长的祝谌予先生把许润三调到妇科，任妇科主任，从那时算起，许润三从事妇科专业已50余年。

许润三治疗妇科、内科疾病有独特专长。尤其妇科疾病，他对输卵管阻塞、子宫内膜异位症、盆腔炎、子宫肌瘤、功能性子宫出血、闭经、妊娠发热、产后发热、乳腺增生、更年期综合征等疾病的治疗颇有专长，内科长于消化、心血管系统等疾病。许润三治学严谨，医术精湛，精于脉理，详于辨证，尤擅用经方。他从事临床医疗70余年，内、妇、儿、外科兼擅，尤对中医内科、妇科病有丰富经验，医界恒以"内、妇临床家"相许。

许润三推崇中医，但不排斥西医，早在1953年参加中医进修班时，他即对西医学产生浓厚兴趣。他认为西医在解剖、生理、病理、诊断、抢救、判断预后等方面，都可借以弥补中医学之不足。许润三在临床上总是积极利用现代化的诊断手段，而治疗则按中医辨证论治的原则遣方用药。许润三通过自身70年的临床研究得出结论：中医在现有的十几个分科中，与西医相比，妇科的优势最大！除了少量必须做手术的疾病以外，其他许多妇科疾病，西医的治疗方法和治疗药物都很有限，而中医中药的疗效占明显优势。

为了突出中医特色，许润三把研究重点放在了西医疗效相对较差的妇科疾病上，如输卵管阻塞、子宫内膜异位症、子宫肌瘤、功能性子宫出血、慢性盆腔炎等，尤其在治疗输卵管阻塞上有独到疗效。早在20世纪70年代，许润三即开始研究输卵管不通，1984年，调至中日友好医院任中医妇科主任、硕士研究生导师。为了办出科室特色，突出中医的优势，许润三团结全科同志，进一步对"四逆散加味治疗输卵管阻塞"进行临床研究和实验研究，1987年该项成果通过专家鉴定，并获科研成果奖。他主持、承担、参与和指导"四逆散加味（通络煎）治疗输卵管阻塞性不孕症"的系列科研课题研究取得丰硕成果。并对由国家中医药管理局资助的课题进行更深入的临床研究，该课题有望成为疗效独特的临床新药。中央广播电台、电视台及多家报刊均多次向国内外报道许润三治疗输卵管阻塞的特色疗法，在社会上有广泛影响。40多年来，许润三治愈的不孕症患者数以千计，从普通农妇到总统夫人，遍及国内各省市以及日本、美国、加拿大、新西兰和非洲各国。1999年，许润三在美国进行学术交流期间，曾治疗一位36岁的妇女，她患输卵管不通多年，曾花费9万多美元做过8次试管婴儿，均不成功，抱着怀疑的态度找到许润三。经服36剂汤药后，她竟奇迹般地怀孕了，惊喜感谢之情溢于言表，许润三被群众誉为不孕症专家。

许润三多年来不断总结自己的临床经验，曾发表论文60余篇，其中多篇论文在国内外获奖，著有《中医妇产科学》等专著6部，与人合著多部。1990年，他被人事部、卫生部（今卫健委）、国家中医药管理局确定为全国500名老中医药专家之一，先后承担了国家中医药管理局三批师带徒工作，他的三批徒弟已经成为中日友好医院中医妇科的骨干。

从2005年开始，随着中日友好医院中医妇科入选国家"十五"攻关项目以来，妇科围绕许润三名医传承研究的工作开展了大量工作，许润三也积极配合，乐于将所思、所想、所悟及时与后学沟通、交流、总结。妇科在短短5年传承研究中，总结发表许润三经验文章20余篇，先后被北京市中医管理局、国家中医药管理局授予"许润三名医工作室"称号。许润三获2011年北京市中医管理局的特别贡献奖，许润三第三批师承徒弟王清2007年获卫生部（今卫健委）、国家中医药管理局优秀继承人奖，许润三名医工作室在2009年获中华中医药学会全国先进名医工作室奖，在2011年获北京市中医管理局北京中医药薪火传承贡献奖等。

2017年6月29日，人力资源社会保障部、国家卫生和计划生育委员会(今卫健委)和国家中医药管理局授予许润三"国医大师"荣誉称号。

2019年11月27日，许润三获由"伙伴医生"发起并联合《环球时报》《生命时报》主办的"敬佑生命·荣耀医者"2019第四届公益活动年度盛典"生命之尊"奖项。

经过 70 余年的临床实践，许润三深深认识到辨证论治是中医学的精髓所在，同时许润三主张西为中用，衷中参西，发挥中医学的特色和优势。现在越来越多的人在找中医看病，服用中药，中医中药有广阔的发展前景，但现在许多年轻的中医师在临床上被西医理论捆住了手脚，只知对症治疗，忘记了辨证论治这个根本。为此，许润三曾赠言中医学院的学生们："辨证论治乃中医之特色，丢掉了它，也就不称其为一个真正的中医。"

2022 年已经 96 岁高龄的许老人老心不老，每日仍耕耘于临床。从每周一到周五，或普通门诊，或特需门诊，都有他忙碌的身影，患者们都赞不绝口，也不禁疑问：如此高龄，仍然神清气爽、精神矍铄的老人有何长寿秘诀？许老总是乐呵呵地说：每日看病，就是我最大的长寿秘诀。

由于名声在外，络绎不绝的患者通过各种途径寻找许老诊病，许老虽年事已高，但仍辛勤耕耘于临床工作，他婉言拒绝了家人留他在美国出诊的要求。因为他感到许多到国外施行中医的人鱼龙混杂，虽然有些人对中医的领悟不够深，但却能轻易地通过打擦边球的办法在国外搞中医，结果不伦不类、益己误人，许老十分担忧，这样迟早会砸了中医的牌子，他坚信中医的土壤在中国，许老高尚的医德和行医态度永远是我们遵循的榜样。

第二章　学术渊源及学术思想

第一节

学术渊源

许润三老先生1945年开始接触中医，拜老家江苏名医崔省三为师，受业期满后，自立诊所开业行医；1953年参加盐城地区中医进修班学习西医学一年；1956年考取南京中医学院医科师资班，系统学习中西医知识；1957—1984年，先后担任北京中医学院附属东直门医院内科讲师、医师，附属东直门医院妇科教研室主任、妇科主任；1984年6月至2022年，在中日友好医院中医妇科工作，曾担任妇科主任，特聘教授，国家第一、二、三批名老中医。许老临床内、妇、儿、外兼擅，尤以善用经方治疗妇科疑难杂病著称。许老学术思想受张仲景辨证与辨病相结合、张景岳温补肾阳、张锡纯调治奇经的影响，治病强调温经活血、调补冲任，善用温补药物及血肉有情之品等，在临证中常有病起沉疴、效如桴鼓的神奇效果，尤其对妇科疑难疾病如盆腔脓肿、输卵管阻塞、子宫内膜异位症、多囊卵巢综合征、功能失调性子宫出血等有很好的疗效，深受病患的欢迎，成为一代中医大师，享受国务院颁发的全国500名名老中医特殊津贴。

许老的学术思想形成与他从医学习经历，所处时代变迁，所读医学著述及临床诊病的疾病特点等有非常密切的关系。按照许老的行医轨迹，回顾其学术思想的形成，大体可以分成以下几个阶段。

一、少年读经，理论宗《内经》，杂病法仲景，温病师吴瑭

许老年少开始随江苏名医学医，读的启蒙书籍为《黄帝内经》《难经》《本草经》《伤寒杂病论》《温病条辨》等经典著作。因地处江苏，时值新中国成立前夕，前来就诊的内科患者，许老的老师经常使用仲景经方和吴鞠通的卫气营血方剂临诊治病救人，经过跟师临床，许老对老师反复使用的方剂，经常增减的药物，患者疗效反馈等一一揣摩，牢记在心。4年学徒后许老遂即自行开业行医，将从老师处习来的仲景经方、鞠通方也一一使用。在此过程中，用心习医的许老有了一些不同的发现：治疗一些温热病患者，由于过用寒凉药物，抑制了仅存的一丝阳气而难起沉疴，当配伍适量附子温阳之品后，反而有助于患者病情向愈。由此许老悟到，机体的阳气是健康的原动力，必须加倍呵护，过用寒凉会伤及阳气，以致机体无力抗邪；同时，寒凉易使邪气凝滞，阻碍气血运行而成血瘀，加重病情。在这一时期，许老的"温阳助阳、温经活血"的治疗思想已初露端倪。

二、壮年迁居，师法景岳

1957年许老从南京调来到北京，从南到北的经历和所见疾病的变化，给许老的学术思想、诊病特点带来进一步的影响和变化。与南方多见热病不同的是，北方气候寒冷，患者素体多阳虚体寒，寒性疾病多发。鉴于上述特点，许老仔细研读了《景岳全书》，对张景岳的补肾阳、重视命门之火的理论有了较深的体会，并经常与当时的同行——现代名医印会河、赵绍琴、刘渡舟、陈慎吾、胡希恕等经方大家探讨中医临证处方和用药经验，更加确立了"温肾助阳，温经活血"的学术思想。在临床治病中，诸如桂枝茯苓丸、温经汤、二仙汤、艾附暖宫丸等温经名方，附片、桂枝、肉桂、巴戟天、鹿角霜等温阳药物，更多地出现在许老的处方中。

三、中老年专攻妇科，强调冲任作用，善用血肉有情之品

1961 年许老被组织安排到妇科，至 2022 年已是 60 余年，他不断地学习新知识、揣摩新问题、调整自己的治病处方用药思路，临证做到了信手拈来，处方精巧，形成了一套自己独特的妇科治病思路，即病证结合、温经活血、调补冲任。在这个过程中，张锡纯的调冲、理冲，重视奇经八脉的学术思想也给了许老很大的启示，结合妇科疾病的生理病理特点以及临床实践，许老开始多用鹿角胶、鹿茸蜡片、龟甲胶、阿胶、紫河车、穿山甲、蜈蚣、土鳖虫等入奇经八脉、血肉有情之品诊治妇科疾病，均产生了较好疗效。

四、经方思想影响下形成的临证要诀

许老认为辨证与辨病相结合的最早提出者是张仲景，《伤寒论》是第一部既辨证又辨病的临床专著，仲景确立的辨病分证诊治的思想体系尤为后世医家所遵循。他行医习医的过程中始终在经方的指导下，遵循张仲景辨证与辨病相结合，方证对应相结合的重要学术思想，并在此基础上发扬创新，赋以新意，使其对妇科临床更有指导意义。

现将许老以"病证结合、方证对应"为指导，运用温经活血、调补冲任、善用血肉有情之品治疗妇科疑难病症的临证要诀概括如下。

（1）输卵管阻塞：局部辨病为瘀血内停，胞脉闭阻，全身辨证为肝郁血滞。治疗方法是全身辨证与局部辨病相结合，处方选用四逆散加穿山甲、蜈蚣等。

（2）排卵障碍：基本病机是肾阳虚，冲任气血不足。治疗方法是补肾调肝养血，处方为自拟调冲方，在二仙汤基础上加减，喜用鹿角胶、龟甲胶、鹿茸蜡片等血肉有情之品。同时许老常结合西医检查，随证加减用药。如多囊卵巢综合征，辨证多属肾虚痰湿；卵巢功能低下，子宫发育不良者，辨证多属肝肾精血亏损；黄体功能不足者，辨证多属于肾阳虚弱。在主方基础上加减用药。

（3）子宫内膜异位症与子宫腺肌病：局部辨病为瘀血阻滞胞宫胞脉。治疗以活血化瘀止痛为主，同时根据患者年龄、体质、形体、月经、症状等情况，选方用药。如伴月经量多或经期延长，体瘦者以消瘰丸加海藻、昆布、牡蛎、莪术等；如月经正常，体健或体胖，属虚寒体质者，常选用桂枝茯苓丸加三棱、莪术、水蛭、鳖甲、牡蛎等活血消癥、软坚散结之品。对于接近绝经的妇女，许老多用知柏地黄丸加软坚散结之品，滋阴清热凉血，抑制卵巢功能，促其绝经。

（4）盆腔炎性疾病后遗症：基本病机为瘀血阻滞冲任胞脉。治疗大法为温经活血化瘀止痛。根据患者病程长短、体质强弱佐以理气、祛湿、益气、养血、清热之品。如桂枝茯苓丸、附子薏仁败酱散、小建中汤等加减。同时配合中药灌肠、热敷、离子导入、足浴、中药静脉输液等综合治疗。许老坚决主张慢性炎症慎用凉药，易用温通。

（5）功能失调性子宫出血（简称功血）：辨别功血的重要诊断方法是辨别脉象，细数而滑多为血热，细数而缓弱则气虚。气虚用傅青主年老血崩方加味，血热用犀角地黄汤加味。

（6）更年期综合征：基本病机为肾虚阴阳平衡失调。治疗以补益脾肾，调理冲任，平衡阴阳为主，处方以二仙汤加减。

通过以上对许老学术思想形成的轨迹进行简析，其善用经方，偏于温补的思想形成由来已久，不但适用于妇科疾病，而且适用于中医其他疾病临床实践。由此，可得出结论：反复诵读经典著作、研习名医学术思想、反复临床实践验证，逐步形成"读书—实践—再读书—再实践"的螺旋式的循环上升，是名医成才，成为大家的必经之路。

第二节

学 术 思 想

一、对女性生理的认识

（一）女性周期轴

中医学对女性生理的认识：妇女在生理上有月经、胎孕、产育、哺乳等特点，这些生理现象主要是脏腑、气血、经络、胞宫共同作用的结果，与肾的关系最为密切。肾为先天之本、生命之源，主藏精气。《素问·上古天真论》指出"女子七岁，肾气盛，齿更发长；二七天癸至，任脉通，太冲脉盛，月事以时下，故有子……七七任脉虚，太冲脉衰少，天癸竭，地道不通，故形坏而无子也"。先天之肾气从7岁以后逐渐旺盛，到十四岁左右初步达到充实的水平，天癸已发育到极盛时期，从而导致任通冲盛，使月经按期来潮，并有受孕能力。到49岁左右，肾气虚衰，性机能衰退，冲任二脉逐渐衰少，天癸枯竭，故而绝经，生殖器渐次萎缩，丧失生殖能力。根据内经理论可以归纳为肾气—天癸—冲任互相联系，构成调节性周期的一个轴，为女性周期调节的核心。

（二）肾的生理与妇科关系

肾的功能为藏精、主水、纳气、主骨、生髓、通脑，其华在发，开窍于耳及前后二阴。肾脏所藏之精包括先天之精和后天之精，是人体发育、繁衍后代的基本物质。精能化气，肾精所化之气称为肾气，肾气有促进人体生长、发育和生殖的功能。肾的精气包含着肾阴和肾阳，肾阴为"真阴"，肾阳为"元阳""真阳"，肾阴有濡润脏腑的作用，是人体阴液的根本；肾阳对人体各脏腑起着温煦和生化的作用，是人体阳气的根本。《难经·三十四难》曰："谓肾有两脏也，其左为肾，右为命门；命门者，精神之所舍也。男子以藏精，女子以系胞，真气与肾通。"《景岳全书·命门余义》曰："命门为精血之海，为元气之根，五脏之阴气，非此不能滋，五脏之阳气，非此不能发。"肾阴和肾阳在人体内相互依存，相互制约，保持生理上的动态平衡，妇女精血的来源，虽有赖于脾胃的生化、统摄，肝的储藏，肺的调节，心的运行，但必依赖于肾中阴阳的平衡，精气旺盛，才能维持妇女正常的生理活动。

（三）对天癸的认识

中医学认为天癸男女皆有之，张景岳曰"女子二七天癸至，月事以时下；男子二八天癸至，精气溢泻"。天癸有促使生殖器官发育成熟，以完成孕育、繁衍后代的功能。天癸究竟何物？自古以来说法众多，如将天癸分别称为月经、女精、肾间动气、男女之精、阴精、真阴等。妇科第一部专著《妇人大全良方》将天癸视为月信；《妇科经纶》亦将天癸视为月水，此看法无疑有误，因《内经》论"女子二七天癸至，任脉通，太冲脉盛，月事以时下，男子二八天癸至，精满溢泻"，并无月经可言，故天癸为月经解释不通。大多数医家认为天癸与肾精、肾气、血等有密切关系，《素问·上古天真论》指出"女子七岁肾气盛，齿更发长，二七天癸至，任脉通，太冲脉盛，月事以时下，故有子"。其中"天癸至"之"至"字，在《现代汉语词典》中有两种解释：其一为"到"，其二为"极"。从女性生理来看，女子月事的来潮，必须在女性生殖器官发育成熟的情况下，才能按月行经，卵巢发育成熟，才能按时排出成熟的卵子，两精相合才能受孕。由此看来，卵巢、子宫、阴道、外阴等生殖器官的发育在女子14岁以前就已开始了，女子14岁左右，其特有的性器官均已初步发育成熟。女子自二七至七七的生殖阶段，可以看成是女性一生的生殖功能极盛时期，而二七可以看作极盛阶段的起点，故"至"在这里解释为"极"字较为合适。《内经》已明确地说"天癸至……月事以时下"，可见天癸与月经绝非一物。

天癸是影响人体生长、发育和生殖的一种阴精。它来源于先天肾气，靠后天水谷精气的滋养、支持而逐渐趋于成熟，在肾气充盛的前提下，天癸极盛而发挥作用，可以说肾气是天癸的发动器。随着肾气的虚衰，天癸化源亏虚，随之枯竭，而月经停止来潮。月经来潮与绝经是天癸成熟与衰竭的两种表现。

（四）补肾即补养天癸

天癸为促进生殖器官发育、生殖的物质，又具有繁衍后代的功能，故天癸在生殖过程中起着非常重要的作用。如果天癸亏虚，妇女生殖器官发育欠佳，就可致原发闭经、原发不孕。临床可见 18 岁左右月经仍未来潮、第二性征发育欠佳、肛查子宫小于正常；婚后 2 年以上未怀孕，有月经，但诊刮为子宫内膜呈增殖期变化，基础体温呈单相，以上均为先天肾气不足，天癸亏虚，冲任亏损所致。临床常以补肾益精的方法为主治疗，可取得满意疗效。因天癸为肾精的一部分，填补肾精，即补天癸，常用的补肾药：鹿茸、紫河车、淫羊藿、仙茅、巴戟、女贞子、覆盆子、杜仲、紫石英、菟丝子等。通过对中草药的现代研究发现，鹿茸含有少量的女性激素；紫河车含有促性腺激素、催乳素、促甲状腺激素及多种留体激素，如雌二醇、雌三醇、催产素等；覆盆子含有雌酮、雌二醇、雌三醇等激素；杜仲有松弛子宫的作用等。这些药物具有调月经、帮助子宫发育及恢复性功能作用。对治疗肾虚、天癸不足之妇科疾病，如崩漏、闭经、不孕、席汉综合征、更年期综合征等，亦可取得满意疗效。临床上治疗黄体功能不健，基础体温后半期上升不够理想的患者，通过运用以补肾阳为主的药物，基础体温后半期均有所上升，故补肾药均具有补养天癸、促进生殖器官发育、调养月经、促进孕育的作用。

（五）冲任生理功能及中西医生理病理的结合点

"女子肾气盛，天癸至，任通冲盛，月经以时下，故能有子；肾气衰，天癸竭，冲任虚衰，地道不通，则形坏无子"。根据《内经》的理论，可以认为肾气—天癸—冲任互相联系，构成调节性周期的一个轴，为女性周期调节的核心。

西医学则认为丘脑—垂体—卵巢—子宫为女性性周期的一个轴，彼此相互影响，构成性周期的核心。许老认为，中医学与西医学的两个不同轴是有相似之处的。虽然我们不能把传统医学的某一名词与西医学某一名词划等号，但从临床上看其理论是可以相互印证的。

许老认为中医的肾气相当于下丘脑，因其主骨生髓，上通于脑，有双向调节作用，主宰着天癸、冲任行使女性生理功能；天癸相当于垂体，为影响人体生长、发育和生殖的一种阴精物质，它来源于先天肾气，赖后天水谷之精微的滋养而趋于成熟，肾气好似天癸的发动器，在肾气盛的前提下，天癸极盛，任通冲盛，而行使女性的生理功能；冲脉相当于卵巢，冲为血海、为月经之本，血海的盈虚靠冲脉调摄，冲脉盛则血海充盈，月经以时下，冲脉亏损则血海空虚，月经失调；任脉相当于子宫，任主胞胎、为妊养之本、主一身阴精，任脉通则使月经来潮及孕育胎儿。

许老认为中医的胞脉相当于输卵管，《素问》中有"胞脉上系于心""月事不来，胞脉闭也"。许老认为《内经》所指胞脉相当于子宫的血管。而根据朱丹溪论述胞脉为"子宫上有两歧，一达于左，一达于右"，实指胞脉为输卵管，许老同意此观点。

妇女生殖器官，中医均有与西医相应的名称，如中医的阴户相当于外阴，阴中相当于阴道。

另外，氤氲之期相当于排卵期等等。故许老认为中西医是可以结合的，是自然的，不是生拉硬拽的，关键是要以临床实用为前提，寻找结合点，有效地为临床服务。

二、妇科病从肾论治兼顾肝脾

许老治疗妇科病注重肝、脾、肾三脏，尤以肾脏论治为多。他认为，尽管妇科经带胎产等特有疾病是通过冲任督带，尤其是冲任二脉直接或间接的损伤表现出来，但冲任督带的功能，实质上是肝脾肾三脏功能的体现。因冲为血海，血的来源依赖脾的化生和肝的调节。血的储藏依赖肾的闭藏和脾的统摄。任脉虽主胞胎，但气血、津液、阴精均源于脾胃的化生，而孕育和系胎又赖于肾气的盛衰。因此，补肾、调肝、健脾应是妇科病治疗大法。根据《素问·上古天真论》"女子七岁，肾气盛,齿更发长;二七而天癸至,任脉通,太冲脉盛,月事以时下,故有子……七七任脉虚,太冲脉衰少,天癸竭,地道不通,故形坏而无子也。"的理论,许老认为,肾的功能作用在女性生理及病理上更处于关键地位,肾气的盛衰是人体生殖发育和衰老的根本。故他在临床治疗妇科病以肾论治居多,同时兼顾肝脾。

如许老从肾论治闭经,通过补肾调经,达到调整卵巢功能,促进排卵目的。他认为,单纯的气滞血瘀一般不会引起闭经,只有在肾虚的前提下,受环境、精神因素等影响可形成闭经。故理气活血通经只能作为治疗过程中的一种手段,而调整卵巢功能,促排卵仍需补肾。根据患者体质和症状不同,按肾阴虚、肾阳虚、肾虚痰湿三型论治。无排卵性功能失调性子宫出血,治疗首先以止血为主,血止之后,仍需补肾调排卵。无排卵性不孕症临床以闭经和功血两大类论治,治疗宗旨仍为补肾。许老从肾论治绝经期综合征,即使肾阴虚、肾阳虚不明显,而以某些症状突出,则先对症治疗,然后仍以补肾调理阴阳收功;许老从肾论治先兆流产;从肝论治生育期功能失调性子宫出血、痛经、孕吐、子宫肌瘤及输卵管阻塞;从脾论治月经先期、绝经期功能失调性子宫出血、带下病及孕吐病,均体现了许老治疗妇科病以肾论治,兼顾肝脾的特点。

三、主张辨证与辨病相结合,方证对应相结合学术观点

（一）辨证与辨病相结合

辨证与辨病相结合的最早提出者是张仲景,《伤寒论》是第一部既辨证又辨病的临床专著,仲景确立的辨病分证诊治的思想体系尤为后世医家所遵循。但随着现代医学科学技术的发展和进步,传统的辨病与辨证已越来越不能满足人们认识和治疗疾病的需求,其局限性已渐渐在临床显露。克服这种局限性,逐步利用现代医学的辨病指标,弥补传统的辨病与辨证方法之不足,已成为中医学术发展中的一个突

破。建立辨证与辨病（指西医的病）相结合的辨证论治新体系，是中医学术界的努力方向之一。

如果将原属现代医学的辨病指标转化为具有中医特色的辨证指标，不仅可提高辨证的客观性和准确性，而且还给传统的辨证思维方式以新的思路。临床可根据患者当时的情况，灵活应用"证病结合"或"无症从病、无病从症"及"舍症从病、舍病从症"等取舍方法，沟通两者对疾病本质的认识，进而提高疗效。

（二）方证对应相结合

辨证论治是中医的特色和优势，但临床施用时尚有不足之处。首先是辨证的质量，不仅要受一系列客观因素的影响，而且由于医者学术见解与临证思维的不同，在提取和利用四诊信息时常显现出差异，这是辨证论治体系难以解决的矛盾。其次，纵然辨证无差异，而选方却可出现差别，因为根据辨证结论而确立了相应的治法后，可供遣选的方剂不仅一首，这样在实施辨证论治时，医者在辨证和选方两个关键环节上都有可能发生差异。因此，许老推崇张仲景在创立辨证论治的同时所提出的方证对应的治疗原则，即"有是证用是方"的方法，此处方剂包括经方、时方、民间验方。临床症状只要与方剂中典型适应证相符（有时但见一症便是），即可信手拈来，而不受八纲、脏腑、病因等辨证方法的限制。如许老临床治悬饮，多选十枣汤，其典型适应证为咳喘、胸痛或胸腔积液；治淋症，多选用四草一根汤（民间验方），其典型适应证为尿频、尿热、尿痛。这些验方均经得起重复验证，只要掌握得当，即有显著疗效。

四、治病以调理脾胃为先

临证尤宜重视脾胃情况，人体免疫功能的强弱关键在于脾胃功能是否强壮；脾胃功能低下会直接影响药物吸收，且更加重肠胃负担。故临证时，若遇妇科病伴有脾胃功能低下或抵抗力低、易感冒、体质虚弱者，均以调理脾胃为先，方可磨刀不误砍柴工。

临床常用的调理脾胃方为：

1. 参橘煎

太子参 15g，橘叶 15g，砂仁 5g，谷芽 15g，麦芽 15g。

主治： 食欲不振，纳后腹胀，大便不调，乏力，舌质淡少苔，脉细弱。

若苔腻，加厚朴。本方可振奋脾胃功能，改善营养状况，适于长期服用。

2. 理中汤

党参 30g，干姜 10g，白术 15g，甘草 6g。

主治： 肠胃虚寒，脐周痛，大便稀，脉细弱。

在此基础上常加当归、香附养血调气。

3. 藿朴夏苓汤加味

藿香 10g，厚朴 10g，半夏 10g，茯苓 20g，陈皮 10g，甘草 10g，薏苡仁 10g，白蔻仁 5g，滑石 25g，神曲 10g。

主治： 纳差，恶心呕吐，舌质红、苔黄腻。

五、敢于创新，师古而不泥于古

重视经典著作，善于应用经方，常言仲景之方药少力专，用当通神。使用中应注意师古而不泥于古，敢于创新。掌握古方之精髓，应消化为己有，古为今用，始称继承发扬中医学。如《伤寒论》方四逆散可大胆应用于妇科临床，治疗输卵管阻塞、盆腔炎、闭经、痛经、经期头痛等病效果甚佳。

四逆散在《伤寒论》中用于治疗少阴枢机不利，阳气不得宣达的四肢逆冷证。深入分析方剂组成，许老认为此方既有宣通瘀滞、解痉止痛功效，又有解热、消炎等药理作用，对于妇科一些盆腔炎症及气滞血瘀所致闭经、痛经、头痛等疾患均可化裁使用。以四逆散加丹参、三七、蒲公英治疗慢性炎症；加穿山甲、路路通、皂角刺、桂枝治疗输卵管不通；加丝瓜络、青蒿、薄荷、乌梢蛇或蜈蚣治疗经期头痛；加当归、川芎治疗闭经、痛经等病均取得较好疗效，给妇科病治疗以新的思路。但在运用四逆散时，一定要注意患者月经及大便情况，若月经提前、量多者，四逆散应慎用或禁用，因该方理气活血作用较强，易促使月经更为提前。方中枳实可行滞导便，大便稀溏者亦应慎用。

许老在临床常喜欢借鉴《伤寒论》《金匮要略》方治疗多种妇科疾病，这样一来，可以扩大古方的应用范围。如以桂枝茯苓丸加丹参、三七治疗卵巢囊肿；黄芪建中汤加当归、三七治疗久治不愈的慢性盆腔炎；肾著汤加石楠叶治疗经后腰痛；胶艾四物汤治疗经期、妊娠、产后寒瘀下血者；当归芍药散加鹿角霜治疗甲状腺功能低下所致的闭经及经前腹痛、浮肿等症；吴茱萸汤治疗妊娠恶阻，等等。若能运用经方自如，则临床不难矣。

第三节
用 药 特 点

一、主张温补，配伍合理，用药精当

许老用药喜用温补，沿袭了我国南方一带的用药习惯。过去南方人热病、瘟疫居多，70%以上就诊者多为危重患者。通过大量临床观察，许老体会到危重患者若用药过于寒凉，易使患者表面安静，掩盖真实病情。反之，用药偏温，患者有不适可及时被发现。许老认为，寒凉之品易伤脾胃，降低抵抗力。热药虽可使个别人上火，但易纠正，而凉药过用抑制生理功能则较难恢复。如闭经一病，用药以温肾为主，常选用参茸卫生丸或二仙、巴戟等药振奋卵巢功能，即使症状表现热象，亦平补肝肾，而不主张用清热凉血之品，恐卵巢功能受到抑制，得小利而失大局。许老选方用药首推仲景方，方剂组成短小精悍，力求稳准狠；而反对方剂清一色，单打一，见血止血，见热清热；强调对立统一的原则，活中有止，清中有补，攻中有守；如自拟"化瘀止血方"中，在大队活血药中加一味党参，取其攻中有守、行必兼固之意，恐活血药耗伤气血；在"滋阴止血方"中加一味当归，意在止必兼行，防止留瘀。

许老认为药有三分毒，但无毒不治病，只要用之得当，中医同样能治疗危急重症。在大病之下应该大胆地使用"毒药"，即药性峻猛，有一定毒性的药物，解救患者于危难之中。如选用十枣汤治疗早期肝硬化腹水、渗出性结核性胸膜炎，以大戟、芫花、甘遂各1.5g，共研末，每日晨起服1g，大枣10枚煎汤送服，水净后补脾培土；再如以三生饮治疗早期肺癌、马钱子治疗重症肌无力等，都可起到意想不到的临床效果。

二、用药体会

在具体用药上许老有以下的见解及临床经验，兹总结如下：

（1）补肾药物大多滋腻，易滞气血，临床应用时，常辅以行气活血之药物，使补而不滞。

（2）对于妇科出血性疾病，切勿盲目地滥用止血药及过早使用炭类等收摄药，恐瘀血内滞，闭门留寇，应审因论治，止必兼行。

（3）根据阴阳互根的理论，补肾主张三七开。即补肾阳者，七分阳药，三分阴药；补肾阴者，七分阴药，三分阳药。

（4）历代古籍虽记载孕期应慎用或禁用峻下滑利、去瘀破血、行气破气及一切有毒药品，但在病情需要时，亦可适当应用，所谓"有故无殒，亦无殒也"。唯需严格掌握用药的程度，待病情减其大半即应停用，否则对胎儿有害。古籍提出半夏有动胎之性，然在多年临床实践中未见半夏用于妊娠恶阻有动胎之象，而其降逆止呕之功甚良。

（5）当归：味辛甘，微苦，性温，入心、肝、脾经。明代李中梓谓其能引诸血各归其所之经，故名"当归"。

当归历来被视为治疗血分病之要品，尤为妇科良药，主要有补血活血、调经止痛、润肠导便之功。本品在妇产科疾病的应用非常广泛，凡妇女月经不调、经闭、腹痛、癥瘕、崩漏、带下及胎前产后诸症，皆可用之。

关于当归既能养血又能活血的论述，历代本草及医籍多有记载。如《大明本草》云："破恶血，养新血。"《本草证》谓："其味甘而重，故专能补血；其气轻而辛，故又能行血，补中有动，行中有补。"称其是"血中之气药，亦血中之圣药也"。凡妇人经水不利、临产催生及产后腹痛等病证，俱当以此为君。《太平下惠民和剂局方》中的四物汤，即是以当归为君，配伍熟地黄、白芍、川芎而成，此乃医界公认的养血活血、调经止血的基础方剂。

当归伍黄芪，名当归补血汤，历来奉为益气养血剂，治疗失血性贫血及产后大出血等。现代药理实践证实，黄芪能扩张血管，改善皮肤血液循环及营养状况。从中医理论分析，黄芪能益气利水，水与血同类，利水亦可以活血。因此认为，当归补血汤虽是补血方剂，但也是活血方剂，用于血虚夹瘀证最宜。

当归伍川芎，宋代《普济本事方》名佛手散，即《太平下惠民和剂局方》中的芎归汤，主用于试胎。古人谓，此方服后"胎死即下，胎活则安，其效如佛，手到成功"，故以佛手为名。临床实践证明，某些先兆流产患者经保胎治疗无效，妊娠试验转阴，用此方试之，每获良效。若胎尚存活，服本方后可使妊娠腹痛及阴道出血停止，妊娠试验恢复阳性；妊娠大月份如胎动突然停止者，用本方合平胃散加芒硝，可使胎动恢复。又闭经患者亦可用本方合桂枝汤试之，如系怀孕则小腹常觉跃动，且脉搏增快。无孕者则断无此象，用之屡验，其机理尚待研究。

阴道出血兼腹痛者多属气滞血瘀，当归常与制香附相伍，一活血化瘀，一行气活血，有相辅相成之妙。

当归又常与白芍、甘草同用治疗血虚腹痛，有养血柔肝止痛之效。血虚寒滞腹痛则可与生姜等温中散寒药伍用，如《金匮要略》中的当归生姜羊肉汤。

当归还常用于治疗各种出血证。有些医生囿于前人当归"走而不守"之说，唯恐其辛温动血，不敢用治出血。实际上关于当归治疗出血的问题，早有其理论和实践依据，如《神农本草经》有"主妇人漏下"的记载，《药性论》亦载"主女子崩中"，又如《金匮要略》中的胶艾四物汤，《傅青主女科》中的固本止崩汤及生血止崩汤、加减当归补血汤、生化汤等，都是治疗血崩漏下的有效方剂。据许老多年的临床体会，妇女月经过多、血崩经漏、倒经、先兆流产等病皆可用当归，以使血归其所当归之经。故在治疗功能失调性子宫出血时，总是在辨证用药基础上加用一味当归，意在取其阳和流动之性，使静中有动，止血而无留瘀之弊。有人一见出血，不问何因便用一派纯阴无阳之品，或用大量炭类止血，这不符合中医辨证论治的观点。治疗出血首先应从病因入手，从本论治，不宜一味用止血药，应注意"止中有行"。若见血止血，或许能取效一时，然终究是无的放矢，病必难愈，且大量止血剂易使局部血管血液产生高凝，引起坏死感染。总之，用药不可绝对化，正如李中梓所说："善用药者，不废准绳，亦不囿于准绳。"但对阴虚血热或气虚、血虚之月经过多、崩漏者，应注意控制当归用量，每剂最多不宜超过6g，如剂量过大，血就不能归其所归。此外，治疗出血证时，如在辨证论治的处方中适当加用一些养血之品，如阿胶、龙眼肉、党参等，则疗效更佳。一般来说，生当归偏于养血、润肠通便，除治疗血虚证外，又常与肉苁蓉或番泻叶同用，治疗血虚及产后津亏、肠燥大便秘结，既能刺激肠道蠕动，又可帮助消化。酒当归（酒洗）善于活血通经，并能引药上行，适用于月经后期、痛经、月经过少、闭经、倒经等病。土炒当归已无润便之力，辛窜之力亦差，多用于治疗各种出血及月经不调兼大便溏泻者。前人还有当归头止血、当归尾破血、当归身养血、全当归活血之说，用时也有区别。但目前药房一般不予区分，这无疑会影响疗效，应予改进。据现代药理研究证明，当归对子宫肌肉有兴奋和抑制的"双向"作用，既可抑制子宫痉挛以止痛，又可使血行旺盛以增进子宫发育。据报道，用当归组织液穴位注射治疗慢性盆腔炎，结果腹痛减轻，月经恢复正常，均在治疗后6个月内妊娠，这些都证明中医学对当归的认识是正确的。

（6）黄芪：许老认为生黄芪在补气之中尚有行滞之功，临床许老常以生黄芪配合活血药治疗气虚血滞、经络痹阻所致的产后身痛及经期延长、淋漓不尽、脉沉细者。对于输卵管阻塞性不孕症及子宫内膜异位症，治疗需久用活血化瘀消癥之品，许老亦在大量活血化瘀消癥药中加生黄芪补气行滞，以减轻久用攻伐药物而耗伤气血的副作用。

（7）三七粉：有活血散瘀、止血止痛、消除粘连之功。因其止血而不留瘀，故许老常用三七粉治疗瘀血内阻，血不归经所致的各种妇科出血证；三七粉还有良好的散瘀消肿止痛作用，故亦用于治疗血瘀所致的痛经、子宫内膜异位症、子宫肌瘤、盆腔炎性包块、儿枕痛等症。此外，还多用于治疗腹部手术后盆腔粘连所致的腹胀、腹痛及不孕症。

（8）穿山甲配路路通：穿山甲与路路通均为疏通之要药。穿山甲通络疏滞，散血消肿，专能行散，并可引诸药入血脉，达病所；路路通能通十二经，有行气活血通络之功，两药相配伍共同起到祛瘀血、通经络之作用。许老认为穿山甲配路路通，疏通输卵管作用极佳。

（9）蜈蚣：息风止痛解毒之品，长于治疗产后感染邪毒所致的痉症。因该药性善通络疏滞，许老多用于输卵管阻塞性不孕症的治疗，又因本品对结核杆菌有较强的抑制作用，故常用于盆腔结核及输卵管结核的治疗。

（10）桑叶：有清肝凉血止血之功。许老常用于治疗肝郁化火、迫血妄行所致的崩漏、经行吐衄、排卵期出血等病，或与黄芪、当归、三七配伍，治疗气虚血瘀所致经期延长出血。桑叶既可止血，又可制约黄芪温燥之性。

（11）海藻：历代《本草》皆谓海藻反甘草，但许老常将海藻与甘草同用于临床，未曾发生不良反应，并在治疗子宫肌瘤中证实，两药同用反可加强软坚散结之功。海藻用量可至 10 ~ 15g，甘草用10g。

专病论治

第三章

第一节
月经病证治

一、崩漏证治

崩漏的概念一般是指妇女不在行经期间，阴道内大量出血，或持续下血，淋漓不断。崩漏亦称"崩中漏下"。一般以来势急、出血如注者称"崩"，来势缓、出血量少或淋漓不止者为"漏"。根据临床表现，崩和漏在病势上虽有缓急之分，但其病机相同。在疾病发生、发展中，二者常可互相转化。如血崩日久，气血大衰，可变成漏，若久漏不止，病势日进，亦将转变成崩。更由于本症出血量时多时少，常不固定，临床上常见崩与漏交替出现，不易截然分开，实际上二者是一类疾病的两种表现。正如《济生方》所云："崩漏之病，本乎一症，轻者谓之漏下，甚者谓之崩中。"

崩漏是多种妇科疾病所表现的共同症状。西医妇科学所称的功能失调性子宫出血、女性生殖器炎症、子宫肌瘤、产后大出血及妇女的盆腔内各种肿瘤出血等所出现的阴道出血，都属崩漏。传统认为，凡阴道下血证，血势如崩似漏的，皆属崩漏范围。近代学者则大多从中西医结合的角度认为，崩漏宜在月经病范围内论述，趋向于冲任失调性子宫出血，至于其他病证所致的似崩似漏的下血证，不属本病范畴。西医妇科学所称的功能失调性子宫出血是最常见的月经疾病之一，系由内分泌失调所引起的子宫异常出血，由于检查无器质性病变，认为是功能性失调。多见于青春期和更年期。临床表现为无规律性的子宫出血和有规律的周期性子宫出血。根据排卵之有无，通常又将其分为无排卵型及排卵型两大类。前者类同中医的"崩漏"病，后者类同中医的"月经先期"和"月经过多"疾病。若月经先期、月经过多在早期治疗不及时或不当，就可能发展成崩漏，所以，月经先期、月经过多与崩漏之间亦存在着互为因果关系。

（一）病因病机

妇女正常月经有赖于肾气—天癸—冲任这个轴系统的相互调节及制约。肾气控制天癸的功能，肾气全盛，冲任脉通，经血渐盈，应时而下；冲为血海，任主胞胎，二者相资，故能有子。任何内、外界因素干扰了此系统的完整性，均可导致子宫的功能失调，而出现不正常的出血，致成崩漏证。

青春期崩漏是以肾气虚为主。在月经初潮后的 1～2 年内，因其脏腑功能不充，肾气稚弱，天癸初至，冲任不盛，地道始通，即肾气—天癸—冲任轴调节功能尚未健全，气血难于平衡，而出现无排卵月经，即西医所说的无排卵性功能失调子宫出血。多表现为周期后延、经期长、经量多少不定或周期过频的不规则出血。一旦肾气充盛，天癸成熟，冲任通盛，正常月经周期即能建立。生育年龄的崩漏，多数是有排卵的。即西医所讲的有排卵性功能失调性子宫出血。因为肾气—天癸—冲任轴的相互调节功能业已建立，卵泡能成熟、排卵。但由于肝郁气滞、肝郁肾虚或因冲任功能失调导致血瘀内滞，造成黄体发育不全或黄体萎缩不全，而出现月经先期、月经过多、经期延长。此年龄中，无排卵性功血少见，但可见于无排卵的不孕患者，最典型的是多囊卵巢综合征。持续性无排卵，虽然较多见为闭经，但在病情发展过程的某个阶段可表现为不规则出血之崩漏证。

更年期崩漏的主要原因是肾气虚衰，天癸遏制、冲任衰竭，不能排卵，所以，也属无排卵性功能失调性子宫出血。子宫内膜在卵巢分泌的雄激素长期刺激下，发生增生过长。

冲任轴系统功能失调造成崩漏的机理，与下列因素有关。

1. 无排卵型

（1）肝肾调节功能失调。冲主月经，任主胞胎，而冲任又隶属于肝肾。肾虚不能养肝或肝郁累及肾虚，均可导致冲任调节功能失调而引起无排卵性的崩漏证。更年期崩漏往往开始在肾气虚衰，天癸遏制，冲任功能完全衰退之前，因调节功能失调而引起无排卵型月经达数年之久。

（2）瘀血滞留胞宫。冲任功能失调，往往导致瘀血内滞，新血不得归经，造成长期不规则子宫内膜出血。在出血过程中，由于血去阴亏及气随血耗，亦可出现气虚和血热等征象。

2. 有排卵型

（1）肝郁气滞。育龄妇女，往往因经、孕、产、乳的消耗，致成血虚肝郁，黄体功能不全而引起月经先期。

（2）肝郁肾虚。肝郁肾虚，则冲任功能欠佳，使卵巢的孕激素分泌量减少，临床表现为月经周期缩短和经血过多。

（3）瘀血内滞。属西医所讲的黄体萎缩不全。是因冲任气虚，孕激素分泌呈不足，但分泌时间延长，此时子宫内膜发生不规则剥脱，一处修复后，另一处又出血，造成经期延长。

（二）临床表现

1. 无排卵型崩漏

大多数发生在青春期或更年期妇女，其临床表现常为闭经一段时间后发生月经样出血，或者是完全不规则出血，持续时间长短不一，出血量有多有少；有的仅表现为经量增多，经期延长；也可能表现为周期规律，持续时间及出血量均正常的无排卵性月经。此类出血不并发痛经，基础体温为单相型，由于各人的体质生活环境的不同，其临床证候也不尽相同。临床可分为肝肾调节功能失调和瘀血滞留胞宫二种证型。

（1）肝肾调节功能失调证。月经周期后延，经期长，甚至可达一个月以上，经量多少不定，从淋漓不断而至大量出血或周期过频的不规则出血，一般均有腰酸腰痛。偏阳虚者，合并有畏寒肢冷、身体较胖、舌体胖大或纳差便溏、脉沉细弱或细数无力（血虚时）等症。偏阴虚者，合并有头晕耳鸣、形体瘦小、五心烦热、口干不欲饮水、舌质红或淡（血虚时）、脉细数等症。

（2）瘀血滞留胞宫证，是本病过程的某个阶段可出现的一个证候。表现为出血量时多时少，血色紫黑，夹有瘀血块，血量少时腹痛剧烈，待血块排出后则腹痛缓解，继而血量减少，约 1 ~ 2 小时后上述情况再次发作。舌质淡或兼紫黯，脉沉细或细数无力（血虚时）。若脉细数有力，则为血瘀化热之候。

2.有排卵型崩漏

大多数发生于生育年龄的妇女，临床可分为肝郁气滞、肝郁肾虚、瘀血内滞三种。

（1）肝郁气滞证。临床表现常为月经周期有规律，但提前或经前有点滴状出血、经期出血量多少不定。妇科检查生殖器官无明显异常，基础体温双相，但黄体期短，约 9 ~ 11 天，多数有早期流产史，少数病例可能有不孕症。经前期可能有乳房胀痛、小腹胀痛及性急易怒等症状，脉沉细或弦，舌质正常或略呈紫黯。

（2）肝郁肾虚证。临床表现大多是月经周期提前，出血量多少不定。妇科检查生殖器官无明显异常，基础体温为典型双相曲线，但高温期短，约 9 ~ 11 天，多伴有早期流产或习惯性流产以及不孕史。患者多伴有腰酸、经前乳胀等症状，脉沉细或弦细，舌质多无变化。

（3）瘀血内滞证。临床表现为月经周期正常，但经期延长，量不太多。多见于育龄妇女，常发生在产后或流产后。妇科检查无明显异常，基础体温双相，但在经期才逐渐下降，可伴有经期腹痛，脉细弱，舌质正常或略淡。

长期出血可造成不同程度的贫血，气随血耗，气虚不能摄血，又加重出血，亦可造成盆器继发感染。

（三）诊断与鉴别

妇女阴道出血的原因甚多，处理前明确出血的来源与病因，是取得疗效的关键。首先必须鉴别是由于哪种原因所引起的出血，包括肝肾阴虚、肝肾阳虚、瘀血滞留胞宫，以及肝郁气滞、肝郁肾虚、瘀血内滞等等。还需要注意鉴别出血并发症，如气虚不能摄血、阴虚血热扰血妄行及血瘀化热等。

1. 崩漏（无排卵型功血）

（1）肝肾阴虚崩漏与肝肾阳虚崩漏。前者必有血色鲜红、质稠、脉细数等症；而后者，则见血色淡红、质稀、体胖、脉沉弱等候；若出血多时可见数脉。但阳虚之数，脉必数而无力，脉来沉微；而阴虚之数，脉必数而有力，脉兼细滑。在功血病中，数脉见于虚证尤多，故景岳云："数脉之病，惟损最多，愈虚则愈数，愈数则愈危，岂数皆热病乎，若以虚数作热数，则万无不败者矣。"由此可见，功能失调性子宫出血病见有数脉者，不能单凭其脉率来认证，必须辨别其脉力和脉形，以此分证。肝肾阳虚患者，出血日久，气随血耗，常可出现下腹坠胀或腰部发胀、纳少神倦及下肢浮肿等气虚症状。

（2）血瘀崩漏。由瘀血内滞为患，其症状特点有三：其一，经血夹大、中、小不等之瘀血块；其二，小腹疼痛、拒按，瘀块排出后则疼痛减轻；其三，小量出血，日久不止，辨证用药疗效不显著者。凡具有上述一二或三特点者，即可诊为血瘀证。血瘀功血患者，出血日久，阴血亏损，可使血瘀化热，此时脉细数或细滑，经血秽臭。

2. 月经先期，月经过多（有排卵型功血）

（1）肝郁气滞与肝郁肾虚型。共同点是二者均表现为月经周期提前但有规律、经量多少不定、经前乳房胀痛、有早孕流产史及不孕症，基础体温双相，但高温期短，约9～11天。不同点是，前者有腰酸肢软或习惯性流产等肾虚症状。

（2）瘀血内滞型。主要表现为月经周期规则，但经期延长。基础体温下降缓慢，在月经时仍未降至正常增殖期水平。如瘀血化热，则可并见脉细数。

（四）治疗

包括止血、调节月经周期两个阶段。对青春、中年患者以止血及调节周期为主，促使卵巢功能的恢复与排卵。排卵标志着卵巢功能的恢复，恢复排卵往往可以避免复发或减少复发的机会。所以对疗效的评定，不但要看当时的止血效果，还须考虑排卵功能的恢复。治疗时，对有排卵型与无排卵型应加以区别。

1. 无排卵型

此类患者往往发生大出血，故首要解决的是出血问题。欲止血，必先辨证求因：热证宜清而止之，虚证宜补而止之，瘀证宜化而止之。血止后再调整月经周期，止血仅是达到治疗目的的第一步，而不是治疗的最终目的。这一点在临床上常被忽视，往往在血止后即停止治疗而导致复发。因此，必须在止血后进一步调整月经周期，使卵巢功能恢复正常，月经周期建立。此种调整周期的治疗，一般用药需 3~6 个周期。更年期妇女血止后，则以调节周期、减少血量为重点，而无须恢复卵巢功能。

（1）止血。必须辨证求因，按病因处理。

①肝肾调节功能失调证。偏阴虚者用滋阴止血方（经验方）：生地黄 30g，女贞子 30g，墨旱莲 50g，阿胶（另溶兑入）10g，生甘草 6g，当归 10g，三七粉（分冲）3g。偏阳虚者用温阳止血方（经验方）：鹿含草 30g，党参 50g，三七粉（分冲），兼气虚者倍用党参，加瞿麦 30g，当归 6g。

②瘀血滞留胞宫证。可用化瘀止血方（自拟方）：炒丹参 20g，三七粉（分冲）3g，当归 10g，川芎 10g，制香附 10g，党参 20g，益母草 15g。如瘀血化热，则改用凉血化瘀方（经验方）：玳瑁 10g，生地黄 30g，生白芍 20g，丹皮 15g，三七粉（分冲）3g，墨旱莲 20g。出血

较多的患者，应加用养血药（如阿胶、党参、菟丝子等）以提高止血效果。

（2）调整月经周期。按辨证分型用药。

①肝肾调节功能失调证。偏阴虚者用滋肾调周方（经验方）：生地黄 10g，山茱萸 10g，山药 15g，女贞子 20g，枸杞子 15g，生白芍 10g，当归 10g，制香附 10g，紫河车 10g，益母草 15g。偏阳虚者用温肾调周方（经验方）：淫羊藿 12g，仙茅 12g，紫河车 10g，枸杞子 20g，女贞子 15g，党参 15g，当归 10g，白芍 10，香附 10g，益母草 15g。兼气虚者倍用党参，如体形肥胖者可加鹿角霜，此类患者常于体重减轻后恢复排卵。

②瘀血滞留胞宫证。血止之后可按上述证型辨证施治，调整周期，因瘀血不是无排卵性功血的发病原因，而是功血病机过程中所发生的一个证候。更年期患者，无生育要求，亦无须维持月经周期，可用知柏地黄丸使其过渡到经绝，或用人参归脾丸控制出血。合并小型肌瘤者加用活血药，如桂枝茯苓丸。此时为癥瘤的好发时期，一般不宜使用大量的补肾药治疗。

2. 排卵型

一般排卵型功血患者，往往不致有严重出血而影响身体健康。治疗是以祛除病因为主，因为通过病因治疗可以调节其黄体功能或补足黄体功能不全。

如为肝郁气滞，则可给予疏肝理气药，方用逍遥散加减：柴胡 10g，当归 10g，白芍 10g，白术 10g，山药 20g，甘草 10g，香附 10g，三七粉（分冲）3g，益母草 15g。服药后黄体期可以延长。若服此药治疗而效果不佳者，可加用鹿角胶、紫河车等。

如为肝郁肾虚，则可给予调肝补肾药物，方用定经汤加减：柴胡 10g，当归 10g，白芍 10g，山茱萸 10g，紫河车 10g，香附 10g，益母草 15g。用此药可促进黄体发育，增进黄体功能。

如为瘀血内滞，则用活血化瘀剂，促其子宫内膜剥脱。用下瘀血方（先生经验方）：桂枝 10g，桃仁 10g，土鳖虫 10g，赤芍 15g，白芍 15g，花粉 10g，此类药物对子宫内膜不规则剥脱最有效。以后在每个月经周期的第 21 ～ 25 天，每日 1 剂，水煎服，共 5 天，这样可使子宫内膜完全剥脱。如此治疗连续 3 ～ 4 个周期，以后停药并观察其恢复情况。瘀血化热者可用上方加生地榆、熟军炭各 10g。

（五）辨证论治经验

1. 诊断

对所有不规则阴道流血，首先必须排除生殖道器质性病变以及识别与功能失调性子宫出血合并的器质性病灶。无排卵型功能失调性子宫出血伴有子宫肌瘤，常发生在更年期妇女，如肌瘤小可先按功血治疗，若治疗无效者，过多的出血可能是由于子宫肌瘤引起的，则应按肌瘤处理。长期无排卵的功能失调性子宫出血患者，或长期用雌激素治疗者，往往发展成为腺瘤型增生期子宫内膜，治疗要先从子宫内膜着手，用大量的活血化瘀药以致变内膜形态，随后再促排卵，排卵功能恢复后，才能称为痊愈。

2. 临床辨证

对无排卵型功能失调性子宫出血患者出血期的临床辨证，主要是根据脉象，其余证候只能作为参考。因为出血期患者全身都呈现一派血气虚亏现象，如舌淡、面色㿠白、心慌、心悸、食欲不振或下肢浮肿等，若据上述诸症去辨证，势必会把阴虚血热证误辨为阳气虚证，误投温阳益气摄血之剂，结果南辕北辙，适得其反。此类出血患者，脉象以细、滑、虚、迟为顺，浮、大、紧、疾为逆。

3. 止血

在止血方面，要求能迅速止血和调节周期，但又必须善于辨证求因，审因论治，选择最合适的方药和使用方法以及最低有效剂量。使患者不至于出血过多，也必须注意尽可能减低胃肠功能的负担。当子宫大量出血时，切勿盲目地滥用止血药，或过早地使用炭类等收摄之品，否则势必使瘀血不能畅下，瘀滞之血不能尽去，以致瘀上加瘀，结果欲速不达，反生弊端。故临床上治疗出血证，应尽量不选用炭剂止血，而应着重审因论治，即便使用止血药，也要注意"止必兼行"。有些出血患者，经攻逐药后，可能出血更多，但瘀去子宫内膜即可新生，则新血得生得守，其血自止。然在使用逐瘀止血药时，必须辨证无误，且当攻中有守，顾护正气，免致血流如注，不堪收拾。

4. 恢复排卵功能

对青年妇女要以恢复排卵功能作为治愈的标志。在无排卵情况下，复发机会多，因此在调节周期后，应有排卵才能称为痊愈。痊愈后需应用基础体温较长期随访，既方便患者，不需要经常复诊，又可以及时发现问题。对更年期妇女用逍遥丸、人参归脾丸、知柏地黄丸，使子宫内膜周期性的脱落，可以避免子宫内膜恶变。

5. 温补肾阳

在调整月经周期时，应抓住"温补肾阳"这个关键。因为补肾阳药能促进卵巢功能的恢复，但出血患者又都具有阴虚的特点，因此在温补肾阳时，又应兼顾滋补阴血。证属肾阳虚时宜温补肾阳为主，佑以滋补肾阴之品，以免阳气偏胜复耗阴气；肾阴虚时，宜滋补肾阴为主，佐以温补肾阳之品，以免阴气偏胜损及阳气，此即古人所谓"肾阳虚者阳药用十之六七，阴药用十之三四；肾阴虚者阴药用十之六七，阳药用十之三四"。如此相互为佐，不仅可以防止偏胜，而且能提高疗效。

6. 注意脏腑

肾主生殖周期，肝主调节生殖周期，肝肾又为冲任之本，脾主生化血液，营养冲任二脉，是以冲、任二脉与肾、肝、脾关系极为密切。其中任何一脏有病，都能导致冲任的功能失调。

（六）治验病案举例

病例一

陆某，女，16岁，学生。患者14岁月经初潮，每次带经时间长，一般均需 10～20 天方净，周期 23～70 天。妇科肛诊检查：子宫及附件均未发现异常。测基础体温每月均呈单相型，查血红蛋白 100g/L。现为月经来潮第 4 天，开始血量不多，昨日起血量增多，色红，血中夹有小瘀块，无腹痛、腰酸，但精神萎靡不振。舌质较淡，脉细数无力。此系青春期功能失调性子宫出血，即崩漏。

辨证：肾气不足、冲任失固。

治法：补肾益气。

处方：桑寄生 30g，续断 15g，当归 10g，菟丝子 30g，鹿含草 30g，党参 30g，三七粉（分冲）3g。

6 剂后出血已止，再用补肾养血法以固本调经

处方：仙茅 12g，淫羊藿 12g，巴戟天 12g，益母草 10g，当归 10g，山茱萸 10g，紫河车 10g，黄精 15g，枸杞子 10g。连续取上方 50 多剂治愈。

按语：青春期崩漏以肾气虚为主。盖因青年女子月经初潮，肾气—天癸—冲任轴调节功能尚未健全，而出现无排卵月经，故经量多、经期长。先取补肾益气之剂以固肾止血，再以补肾养血以固本调经，诸法相合，使肾气充盛，天癸、冲任发挥作用，故收效迅捷。

病例二

张某，女，26 岁，已婚，工人。患者 18 岁月经初潮后，月经周期一直后延，经常 2～3 个月一行，血量较多，有大小不等之血块，每次带经 7～10 天，行经之前小腹疼痛。近一年来，带经时间渐次延长，经常 20 多天方止，有时净后，带下时夹有血丝。曾在外院做诊断性刮宫，病理报告为"子宫内膜增生过长"，测基础体温均呈单相型。妇科内诊检查，子宫及附件未见异常。本次行经为第 4 天，量多，有大血块，血色紫暗，小腹按之疼痛，面色㿠白。舌质稍淡，边有瘀斑，脉来细弱略数。证属胞宫瘀血滞留，新血不得归经。根据瘀祛胞宫才能清净，

新血得生得守之意，治疗即以活血化瘀，荡涤胞宫为主。

处方：丹参 15g，党参 15g，三七粉 3g（分冲），当归 10g，制香附 10g，桃仁 10g，红花 10g。

药后 3 剂，血块下甚多，但腹痛较前减轻。效不更方，续服上方 3 剂，药后血块下之较少，血量亦减少，似有净状，再以原方加重剂观察，即上方桃仁、红花各加 5g。再服 3 剂后，经血已净，腹痛完全消失，食欲增加，面色亦稍转红润，脉搏细弱。刻当固本为主，拟以补肾益血之法，调整月经周期，以防再度出血。

处方：淫羊藿 10g，仙茅 10g，巴戟天 10g，当归 10g，山茱萸 10g，紫河车 10g，香附 10g，益母草 10g，枸杞子 15g，何首乌 15g。

服上方药 80 剂后，月经周期及带经期均有好转，周期一般为 45 天，带经 10 天。患者因已上班工作，服汤药不便，要求改为丸药。乃予逍遥丸、人参归脾丸、六味地黄丸，分早、午、晚服用。连续 3 ~ 4 个月，1 年以后，患者来院告：服上述丸药半年后，胃纳日增，贫血很快纠正，最后月经周期正常，带经期亦正常，数月后怀孕生子。

病例三

王某，44 岁，已婚，干部。患功能性子宫出血已 2 年，曾先后住院 3 次，诊断性刮宫 2 次，病理报告均诊断为"子宫内膜增生症"，测基础体温单相型，查血红蛋白 90g/L，近半月来阴道又持续出血不止而来诊。自述血量中等，色淡红，偶有血块，无下腹疼痛，面色㿠白，舌质淡，脉细数有力。

诊断：崩漏。

辨证：阴虚血热，迫血妄行。

治法：凉血滋阴。

处方：广角粉（分冲）6g，生地黄 30g，生白芍 30g，三七粉（分冲）3g，牡丹皮 15g，百合 15g。

服用 3 剂后血止，查脉仍细数有力，此乃血海已宁，但因阴血未复，内热未清，还有出血之患，仍宜原方固守，又续进 3 剂后，病情已稳定，遂改为补肾益血之剂，以调整月经周期。

处方： 仙茅 10g，淫羊藿 10g，巴戟天 10g，当归 10g，制香附 10g，百合 15g，黄精 15g。

连续服用 3 个月后痊愈。

病例四

郝某，30 岁，已婚，工人。患者 14 岁月经初潮，月经一直比较规律，周期 28 ~ 32 天 1 次，带经 5 天，血量中等，色紫红，无血块。经行时稍感腰酸、下腹坠疼。自半年前，因正赶上经期第 2 天与邻舍吵架，此后，即出现带经期长，经常达半月余不净，血量时多时少，常夹有血块，血色黑。周期一般为 32 天。此次月经已行第 8 天，量不多，淋漓不畅，血色黑暗，时有血块。伴有腰酸、下腹胀痛，胸闷心烦。平时脾气急躁，口干口苦，舌质偏暗，脉弦滑。

诊断： 崩漏。

辨证： 肝郁肾虚，兼有瘀滞。

治法： 调肝益肾，活血调经。

处方： 柴胡 10g，当归 10g，白芍 15g，栀子 10g，制香附 10g，三七粉（分冲）3g，益母草 30g，山茱萸 10g，紫河车 10g。

服上药 3 剂后，出血即止，下腹胀及胸闷有所减经。效不更方，继服上方 7 剂。再次复诊，患者自述，原来各种不适症状均已消除。以此法又连续治疗 2 个月，月经已规律，周期一般 30 天左右，带经 6 天，量中等，色紫暗，经期时稍感腰酸及下腹不适。

病例五

某女，44 岁。初诊日期：2019 年 2 月 1 日。月经紊乱 3 年，阴道

不规则出血半月。患者既往月经规律，3 年前无明显诱因开始出现月经
紊乱，经期延长，量时多时少，数日不止。曾行宫腔镜下诊刮术（未
见病理，具体不详），术后仍月经淋漓不尽。末次月经 2019 年 1 月 18
日，量中，色暗，无痛经，持续至今半月未止。刻下症见：出血仍较多，
色暗红，不伴明显腰酸、腹痛，面色萎黄，疲倦乏力，纳眠可，舌淡黯，
苔薄白，脉细。

诊断：崩漏。

辨证：气虚失摄，冲任不固。

治法：补气摄血，固摄冲任。

处方：加味当归补血汤加减。

组成：生黄芪 60g，当归 25g，三七粉（分冲）3g，桑叶 30g，山
茱萸 15g，水牛角粉 50g。7 剂，水煎服。每日 1 剂，早晚分服。

二诊：2019 年 2 月 22 日。患者诉初诊服药后阴道出血止，2019
年 2 月 13 日行"胸腔镜下肺部肿物剔除术"，术后当晚再次阴道出血，
量较多，2 月 16 日起自行服用原方，出血量初见减少，至今日又增多、
色暗、无血块，现气短、乏力、腰酸、纳可、眠一般、大便不顺畅（日
一行）、舌淡黯、苔薄白、脉沉细略滑。因服用原方出血量不见减少，
反有渐多之势，脉象虽沉细但滑而有力，故考虑现阶段为血热妄行证，
应以清热凉血、固经止血为要，更方以犀角地黄汤加减。

处方：水牛角粉 50g，生地黄 30g，白芍 30g，牡丹皮 10g，金银花
30g，藕节炭 30g，荆芥炭 10g。7 剂，水煎服，每日 1 剂，早晚分服。

三诊：2019 年 3 月 1 日。服上方 2 剂后，阴道出血止。现仍乏力、
气短，晨起腰酸、纳可、眠差、舌淡红、苔薄白、脉细。现阶段出血已止，
应注重固本善后，调理恢复，治以补益肝肾、调经治本。

处方：柴胡 10g，当归 10g，白芍 10g，山茱萸 10g，紫河车 10g，
鹿茸片 3g，沙苑子 30g，续断 30g，西红花 22g，香附 10g，益母草
20g。14 剂，水煎服，每日 1 剂，早晚分服。2 个月后电话随访，患者

诉未再出现异常出血。

按语：患者首诊时阴道出血淋漓不尽半月，血量较多，面色无华，脉细，一派气虚失摄、冲任不固之象。有形之血不能速生，无形之气所当急固，予加味当归补血汤补气固冲摄血为主，辅以水牛角粉清血中之热、凉血止血，山萸肉味酸而涩、补益肝肾，又兼收敛固涩，共奏塞流之效。二诊时考虑患者出血日久，耗伤阴津，阴虚火旺，迫血妄行，脉沉细略滑，为血热之征象，治以养阴清热、凉血止血，更方为犀角地黄汤，辅以藕节炭、荆芥炭收敛止血，虑其出血时间较长，加用金银花清热解毒，预防感染。三诊时，患者阴道出血止，继以调整月经周期、恢复排卵为主，治宜滋补肝肾、调经固本。方中柴胡、当归、白芍疏肝理气、养血和血，紫河车、鹿茸片血肉有情之品，补肾阳、益精血，调节卵巢功能，更辅以山茱萸、沙苑子、川续断滋补肝肾、益精养血，益母草、西红花活血调经、祛瘀生新，全方共奏补肝肾、调冲任、固本澄源之佳效。

二、闭经证治

女子年逾 18 周岁，月经尚未来潮，或月经来潮后又中断 6 个月以上者，称为"闭经"，前者称原发性闭经，后者称继发性闭经。

（一）病因病机

1. 肝肾阴虚

肝藏血主疏泄；肾藏精主闭藏。精能化血，血能养精，相互依存，相互滋生。古有乙癸同源之说。又肝肾为冲任之本，冲主血海，任主胞胎，肝肾亏损则冲任无以附丽，血海空虚，以致闭经。若先天肾气不足；或自幼多病，天癸未充；或多产房劳，以致肝肾阴亏津竭，冲任二脉空虚，均可导致经闭不行。

2. 脾肾阳虚

月经如期来潮，全赖后天水谷精微的濡养。脾胃为后天之本，气血生化之源，冲脉隶属于阳明，脾胃伤则不能养肝肾、育奇经，冲任无资，血海遂枯，则月事不行。本证多因思虑过度或隐曲不伸，饮食劳倦，损伤脾气，生化之源匮乏，血海空虚，或失血过多，或重病久病，耗伤气血，冲任亏虚，以致闭经。

3. 肾虚兼证

在临床上，部分患者可出现气虚、血虚、气滞血瘀、痰湿阻滞等证候，这些均不能引起闭经，必须有内在的肾气虚，出现冲任功能失调，才可致闭经，临床见证，只能视为肾虚的兼证。

（二）临床表现

1. 肝肾阴虚证

年满 18 岁月经尚未来潮，或初潮较迟，经量少，色红，往往开始月经后期，渐成闭经，子宫多发育欠佳。常兼见头晕耳鸣，腰酸腿软，神疲乏力，食纳减少，面色晦暗，舌淡红、少苔，脉沉细等。

2. 脾肾阳虚证

大多数患者闭经时间较长，形体肥胖，伴有浮肿，胸胁满闷，恶心痰多，神疲倦怠，恶寒肢冷，头晕目眩，腰背酸痛，性欲淡漠，舌质淡，脉沉弱等，子宫发育多欠佳。

（三）诊断与鉴别诊断

1. 肝肾阴虚与脾肾阳虚闭经

肝肾阴虚闭经患者体型瘦或不胖不瘦，闭经时间较短；脾肾阳虚闭经患者体型肥胖，闭经时间多较长。另外，阴虚多出现虚热现象，如口干咽燥，口舌生疮，五心烦热，舌质红、舌体瘦，脉沉细等；阳虚患者常见浮肿，胸胁满闷，恶心，痰多，怕冷，舌体淡胖、苔薄白，脉沉弱等。

2. 肾虚兼证

诊断时应首先在辨肾阴虚、肾阳虚的基础上，对其兼证：如气虚、血虚、气滞血瘀、痰湿阻滞等加以鉴别，辨证治疗。

3. 不同年龄闭经的特点

（1）青春期。月经初潮，肾气—天癸—冲任轴尚处于不稳定阶段，月经正常周期尚未建立，常出现闭经现象。随着肾气逐渐充盛，多数患者的冲任轴系统均会建立，并逐渐稳定，可出现规律的月经周期。但也有少数青年妇女，由于营养不良、劳累、精神紧张等原因，肾气虚弱不排卵，影响月经周期的建立，出现闭经。

（2）生育期。此时正处于孕产阶段，闭经多发生于产后、人工流产术后及长期服避孕药后。由于肾气亏损，一时不排卵，导致闭经。另外这个年龄的妇女工作、生活负担重，精神紧张，工作劳累，易伤心脾，临床常兼见气滞血瘀、痰湿阻滞等证候。

（3）更年期。此阶段较少见闭经，此时闭经多为肾气渐虚，天癸将竭所致。但应与更年期综合征加以区别，后者以面部烘热、汗出为特征。

（四）治疗

1. 肝肾阴虚型

治疗以补益肝肾为主，兼以活血调经。常用方（自拟）：紫河车 10g，菟丝子 30g，女贞子 15g，枸杞子 10g，山茱萸 10g，何首乌 20g，当归 15g，白芍 15g，制香附 10g，益母草 20g。

2. 脾肾阳虚型

治疗以温肾补脾为主，佐以化痰活血。常用方（自拟）：鹿角霜 10g，生黄芪 30g，当归 20g，白术 15g（体型肥胖者加至 30g），枳壳 10g，香附 10g，半夏 10g，昆布 10g，益母草 20g。

3. 肾虚兼证

闭经患者兼有其他证候者，治疗上应予以兼顾。在补肾的基础上常配伍益气养血、行气活血、燥湿化痰、疏肝和胃之法。气虚者加生黄芪、党参；血虚者加当归、生黄芪；气郁者加香附、枳壳；血瘀者加桃仁、红花、刘寄奴；脾虚者加白术、黄芩、山药；肠胃不和者加砂仁。若闭经的治疗以益气养血、理气活血、燥湿化痰等法为主治疗，虽可使月经来潮，但卵巢功能不易改善，月经周期难以建立。在治疗中还应参照基础体温，经用一段补肝肾或补脾肾药物后，可增加活血通经之药物，常用：桂枝、桃仁、土鳖虫、赤芍、白芍、天花粉等，其中桂枝、桃仁、土鳖虫、赤芍均为活血化瘀药物，易伤阴液，配天花粉既可养阴，又有活血作用。基础体温一旦出现双相，若高温相上升缓慢或持续时间短，应加用温肾药物，促进黄体功能健全，常用巴戟天、仙茅、淫羊藿、补骨脂等。

（五）辨证论治经验

闭经为妇科常见病。月经的生理缘于肾气，肾气的盛衰影响冲任，从而关系月经的来潮与闭止。治疗闭经，重在从肾论治，兼调其他脏腑。

补肾当辨肾阳虚或肾阴虚，而分别施以温肾、滋阴之剂。温肾药如淫羊藿、仙茅、巴戟天、鹿角霜、覆盆子、紫石英等，滋阴如女贞子、山茱萸、熟地黄、枸杞子、龟甲胶等，而紫河车无论阳虚、阴虚当为必用，因此品既益肾气又补精血之故。在运用补肾法时，宜注意以下两点。

1. 把握阴阳互根理论

因肾阳虚发展到一定阶段每多损及肾阴，而肾阴虚者在一定条件下亦可伤及肾阳。因而，用药时既要突出重点，又要予以兼顾，以便补阳不伤阴，滋阴不伤阳。

2. 注意通补

补肾药物，大多滋腻，易滞气血，故常辅以行气活血之品，使补而不滞；再则经闭日久，非相反相成、通补并用或通补间用不能取效。在用补肾药物时，可参照基础体温曲线进行药量调整。如基础体温高温相上升迟缓，或高温相持续日期较短，需重用或加用补肾阳之品。但也有个别患者补肾阳后高温相上升并不理想，改投以活血通经之剂反而显效，且高温相持续时间延长。

奇经八脉隶属下焦肝肾，肾藏精，肝藏血，精血互生，乙癸同源。

肝肾亏损则冲任无以附骊，血海空虚，故致闭经。再则女子以肝为先天，肝主疏泄，疏肝和血，亦有利于气血疏通。补肝血宜用当归、白芍；调肝气则常用香附。肝肾同病者常见初潮较迟，经量偏少，色红或淡红，始则周期后延，继成闭经，多伴有头晕耳鸣、腰酸腿软、食纳减少等症状。妇科检查子宫常较小。其治疗以补益肝肾为主，兼以活血调经。常用药为紫河车、菟丝子、女贞子、枸杞子、山茱萸、何首乌、当归、白芍、制香附、益母草等。

脾胃为后天之本，气血生化之源，冲脉亦隶属于阳明。脾胃伤则不能养肝肾、育奇经。冲任无资，血海遂枯，则月事不行。故脾肾同治亦为治疗本病的一个重要方面。脾肾同病者，多表现为经闭时间较长，形体肥胖，或有浮肿，胸胁满闷，恶心痰多，神疲倦怠，怕冷，头晕目眩，腰背酸痛，性欲淡漠。妇科检查示子宫小或后倾。其治疗以温肾补脾为主，佐以祛痰活血。常用药为鹿角霜、白术、生黄芪、枳壳、当归、川芎、香附、半夏、昆布、益母草等。

（六）治验病案举例

病例一

王某，女，35岁，已婚。初诊日期：2020年12月28日。患者闭经2年。2017年下半年起月经紊乱，每月两行或2～3月一行，经量减少，色暗，夹小血块，3～4天净。2018年1月后，月经2～4月一行，量更少，色褐，2天即净，伴经期乳房胀痛，性急易怒。2018年12月起闭经，服中药十余剂未效。2019年9月起用西药做人工周期，行经3次，量少，停药后，月经仍不来潮。患者初潮14岁，周期正常。孕3次，正产1次，人工流产1次，自然流产1次，末次怀孕于4年前。未服过避孕药。

查体：体温36.4℃，血压正常。外阴、阴道（-）；宫体后位，较小，质及活动度正常。2018年10月外院做蝶鞍摄片，未发现异常。

患者末次人工月经为 2019 年 11 月 2 日。症见形体瘦弱，怕冷，面色白，头晕失眠，心悸气短，纳差，便溏，晨起面浮，入夜足肿，无白带，偶有齿衄，苔薄白、质略淡，脉滑无力，基础体温为单相。

诊断：肝肾不足闭经（继发性闭经）。

治法：补益肝肾，佐以活血通经。

处方：紫河车、山茱萸、当归、制香附各 10g，菟丝子、女贞子、枸杞子、何首乌、山药各 20g，砂仁 3g，益母草 15g。

服上方 2 月余，见少腹胀、有少量白带，但基础体温未见上升。治以前法加补肾之品，原方去女贞子，加淫羊藿、仙茅各 10g。十余剂后，基础体温上升至 36.6℃，白带增多，改以活血通经剂助之。

处方：当归 20g，川芎、淫羊藿、益母草各 15g，肉桂心 6g，桃仁、红花、土鳖虫、生牛膝各 10g。10 剂。

复诊时，基础体温上升至 36.9℃，白带反见减少。精血复而未充，仍应补虚。予补肾养肝、活血通经方。

十余剂后复查，高温相持续 10 天，改用活血通经法。2021 年 4 月 26 日月经来潮，量色正常，行经 5 天，诸症亦除。经后，上述两方交替服用，即经前通，经后补，以补为主，以巩固疗效。启用 2020 年 12 月 28 日方加川芎、茺蔚子制丸常服，至 10 月经行恢复正常。

病例二

孙某，女，32 岁，已婚。初诊日期：2019 年 6 月 10 日。闭经 4 年，2015 年 1 月正常产后，哺乳 2 个月，后行经 4 个月，末次月经为 2015 年 6 月 5 日。初潮 18 岁，周期为 40 ～ 90 天，量中等，无痛经，3 ～ 5 天而净。22 岁时，周期正常。25 岁结婚，孕 2 次，人工流产 1 次，正产 1 次，无产后出血过多史。

查体：体温 35.5℃，血压 120/50mmHg（1mmHg=133.3Pa），心率 60 次 / 分。基础体温单相型。子宫较小，质正常，活动可，双侧附件

（一）。2019年2月在外院做蝶鞍摄片，未见异常。症见形体肥胖，胸闷，纳差，心慌气短，头晕，全身乏力，阴道分泌物很少，舌胖、苔薄白，脉濡细而迟。

诊断：脾肾阳虚闭经（继发性闭经）。

治法：温补脾肾，祛痰利湿，调畅气血。

处方：鹿角霜、生黄芪、当归、枳壳、益母草各20g，白术30g，川芎12g，香附10g，半夏、昆布各15g。

服药1月余，体重渐减，心慌气短等症明显改善，原方续进。2019年9月6日，月经来潮，量少色褐，3天而净。继用参茸卫生丸，早晚各服1丸；五子衍宗丸，每日中午1丸，治疗4个月，经行如常，基础体温示双相型。妇科检查示子宫已恢复正常大小。嘱继服前药2个月，以巩固疗效。

病例三

程某，女，33岁，已婚。初诊日期：2016年10月17日。患者闭经已4年。18岁初潮，月经周期、经量均正常。2019年结婚，2020年顺产一男婴，哺乳18个月，此间月经如期来潮。2021年5月因早孕50$^+$天，行人工流产术，术后2个月带环。此后月经先后无定期，带经期长，第8个月无诱因阴道淋漓出血2月余，肌注止血药，血止后3天将环取出，自此闭经至今。每次行经均需用人工周期或黄体酮方能来潮。自2016年始逐渐加大黄体酮用量，用至140mg，月经仍未至。2016年10月来我院诊治。检查：肝、肾、甲状腺、眼底及垂体均未见异常。B超检查：正常盆腔。阴道细胞涂片：雌激素水平轻—中度影响。测基础体温为单相型。患者常心烦急躁，口干，喜冷饮，腰酸，下腹胀痛，阴部发干，性欲减退，二便尚调。形体较胖，闭经后体重增加10kg左右。目眶暗黑，舌质暗红、苔薄白，脉沉细。妇科检查：外阴经产型，阴毛分布正常。阴道通畅，有少量白色分泌物。宫颈轻度糜烂。子宫前位稍小，质地中等，活动尚可。附件未触及明显异常。

诊断为闭经（继发）。证属肝肾不足，气滞血瘀。治疗分三个阶段进行。

第一阶段：补肝益肾，理气活血通经。处方：熟地黄15g，党参15g，菟丝子15g，山药15g，山茱萸15g，牡丹皮10g，鹿角霜10g，柴胡10g，当归10g，肉桂5g，红花6g，益母草15g。服30剂，月经来潮，但量较少，呈暗红或咖啡色，带经5天，基础体温呈单相型。

第二阶段：补益脾肾，理气活血调经。处方：当归、太子参、白术、狗脊、淫羊藿、紫河车各15g，龟甲胶、山萸肉、刘寄奴各20g，干姜、鹿角胶、川芎各10g，益母草30g，生甘草6g。服40余剂，月经来潮，经量明显增多色暗红，少量血块，带经5天，基础体温呈双相型。

第三阶段：补益肝肾，理气活血调经。仍以第一阶段方加减调之。此后患者连续3次月经按期来潮，周期由40余天逐渐恢复正常。经前诸症消失，体重已减轻5kg。基础体温均呈双相。复查阴道细胞涂片，雌激素水平符合周期性变化。

按语：患者初潮迟为肾气不足，加之孕、产、哺乳多次耗损精血，致使肝肾更加亏损，治疗必以补益肝肾治其本，理气活血治其标。基于阴阳互根，在补肝肾阴血的同时，必须加以补肾阳之品，如肉桂、鹿角霜。第1次月经来潮量少，基础体温单相，并见大便溏，小腹凉，腹胀，胃胀不适，纳减，全身之力等一派脾胃虚寒的症状。故第二阶段治疗改为温补脾肾，理气活血调经之法。因脾为后天之本，气血生化之源，为月经的物质来源，补益脾肾使血海充盈，溢于胞宫，产生月经。脾健，月经自然来潮后，复当补益肝肾，根据"虚者补而通之"的原则，加入理气活血通经药如柴胡、益母草、刘寄奴等，使气血旺盛，胞脉通畅，月经如期而至，基础体温呈双相。

病例四

刘某，36岁，已婚，初诊日期：2020年3月5日。患者闭经近2年，13岁初潮，周期为22～25天，带经10～15天，量多，有血块，自17岁后无诱因出现带经期延长至10～30天左右，周期缩短，经量多，诊断为"功能性子宫出血"，服中药效果不显。2010年结婚，停经40余天后，突然大出血，行诊断性刮宫术，病理报告为"增生期子宫内膜"。2017年底闭经3个月，肌注黄体酮后月经来潮，经量极多，并伴有血块。2018年1月自然行经1次，量仍多，此后闭经近2年，于2020年2月10日，经肌注黄体酮行经1次，量多。妇科检查：外阴、阴道正常，白带中量。宫颈肥大，光滑，可见一直径1.8cm的粉红色肿物堵于宫颈管内，表面光滑，黏膜呈粉红色，基底较宽，呈半球形，附于宫颈前壁，向内深入约3cm。子宫前位，正常大小，活动好，无压痛，双附件未触及异常。B超检查：子宫6.5cm×4.9cm×4.6cm，宫颈部增宽3.6cm，左输卵管增厚0.7cm，卵巢2.7cm×2.0cm。患者舌暗淡，苔白，脉细，纳少，寐安，二便调。

诊断： 闭经（继发）；宫颈肌瘤；原发不孕。

辨证： 肾虚血亏，兼有血瘀。

治法： 养血益肾，佐以活血化瘀。

处方： 当归、续断各20g，赤芍、熟地黄、枸杞子、菟丝子、肉苁蓉各15g，川芎、仙茅、淫羊藿、墨旱莲、桃仁各10g。

服药25剂后，月经来潮，量少，呈咖啡色，无痛经，无血块，5月2日净。经后时有腰痛，手足心热，寐差，舌红、苔白，脉细。予四物汤加味：当归、熟地黄、续断、茜草各10g，赤、白芍各15g，川芎12g，乌贼骨20g。服14剂后，于月经周期第19天，基础体温略有上升，但上升幅度偏低，症见腰痛，寐差，将方改为初方服28剂，月经于6月2日来潮，量稍增，持续3天净。如此法，连服3个月，月经周期恢复正常，基础体温呈双相。

按语： 肾藏精，主闭藏。本证由于肾虚闭藏功能失职，而出现月经由先期、量多，发展为崩漏，耗伤精血，冲任二脉不足，血海空虚而致闭经。经用益肾养血，活血化瘀药物治疗一段时间后，冲任二脉逐渐充盛，血海渐盈，月经来潮，说明治疗大法正确。唯月经量少，色淡为精血不足之象，又于经期失血，精血更感不足，而出现一派血虚之象，暂予四物汤加味，补养气血，诸证消失。再按初方紧紧抓住补肾养血的基本治法，此后月经周期逐渐建立，基础体温呈双相。

三、痛经证治

痛经是指妇女正值经期或行经前后，周期性出现小腹疼痛或痛引腰骶，甚则剧痛至昏厥者。中医多称之为"行经腹痛""经行腹痛""经期腹痛""月经痛"等。

每月行经是妇女的一种生理现象，多数妇女在行经期间，往往略感小腹胀痛、沉坠、腰髓部酸楚，但症状轻微，不能作为痛经。如果每当经期或行经前后，出现了腰腹部比较剧烈的疼痛，难以忍受，并且随着月经的周期反复持续地发作，甚至呕吐，不能进食者，方属痛经范畴。现代医学在临床上将痛经分为两种，一种是指生殖器官无明显器质性病变的月经疼痛，称为"原发性痛经"，又有人称"功能性痛经"，常发生在月经初潮或初潮后不久，多见于未婚或未曾生育之妇女，往往经生育后，痛经能缓解或消失。另一种是指生殖器官有器质性病变，常发生在月经初潮两年以后，常并发一些妇科疾病，如子宫内膜异位症、子宫黏膜下肌瘤、子宫内膜息肉、宫腔粘连等引起的月经疼痛，称为"继发性痛经"。此类病者，多见于已婚或中年妇女。妇女 45 岁以后，由于"天癸"之气渐衰，冲任功能渐退等原因，痛经可逐渐减轻。但亦有极少数痛经的患者，可一直持续到经绝之后，此者多见于子宫肌瘤患者。

（一）病因病机

痛经发病的原因很多，但大都系情志抑郁、精神紧张、恐惧，或过食生冷酸涩之品，感受寒冷，或素体虚弱，气血两亏，或子宫发育不良、子宫畸形，以及临经、经期时性交所致，刮宫术后亦可以导致本病。

其发病机理概括为"不通则痛"。其临床论治则在于使其"通则不痛"。妇女在经期及月经前后，冲任的气血较平时变化急骤，血海由满而盈，由盈而溢，由溢而泻，由泻而虚。这种特殊的生理状态，易受致病因素的干扰，再加之平素体质因素的影响，易致冲任、胞宫气血运行不畅，则"不通则痛"，多见于经期、经前腹痛；若致冲任、胞宫失于濡养，则"不荣而痛"，多见于经后腹痛。总的说来，临床上常见的痛经，不外虚实两大类，但以实证较多见，一般均由气滞、寒凝瘀阻，致使经血不得畅流，排出困难而导致疼痛。临床多见气滞血瘀、寒湿凝滞、湿热蕴结三种类型。虚证分为气血两亏、肝肾虚损两种类型。至于现代医学所说的子宫发育不良、子宫颈口小或宫颈狭窄、子宫过度后倾后屈或过度前倾前屈、膜样痛经、子宫内膜异位、慢性盆腔炎等与上述病因基本相同，故不另立项目，而附于以上各条内一并叙述。

1. 实证

（1）气滞血瘀型。多为原发性痛经（功能性痛经），经前经期腹痛者为多，常见于少女。有的是月经初潮引起少女的惊愕、精神创伤，以致少女对月经有不正确的看法，加之家长又不能正确引导造成；有的是由于精神很不稳定，多愁善感、过度思虑，有神经质或有轻度神经官能症的妇女，这几类妇女极易造成肝郁气滞，气血不能调畅，影响到血海的周流，可造成行经困难，血不能畅通，刺激子宫，即产生痉挛性收缩而导致腹痛。若经血凝结成块，不易排出；或整块子宫内膜脱落阻于宫口；或子宫过度后倾后屈及过度前倾前屈，宫颈口狭小，经血排出更为困难等；均可"不通则痛"。

（2）寒湿凝滞型。见于原发性痛经或继发性痛经，经期或经前疼痛。平素及临行经时，过度贪食生冷冰块之物，内伤于寒；或行经期间淋雨涉水、游泳、冷水洗身、久居湿地、过于贪凉而致外伤风冷寒湿等，寒湿客于冲任，浸入胞宫（子宫），以致经血凝滞，流通不畅，也有素体阳虚，冲任虚寒，致使经水运行迟滞而致"不通则痛"。

（3）湿热蕴结型。多为继发性痛经，经期及经前痛。素有湿热内蕴，结于冲任，阻滞气血，或房事不洁及经期、产后而感湿热之邪，稽留于冲任或蕴结于胞宫，造成盆腔瘀血，温热与经血相搏结，致使经血流通不畅，导致痛经。此证临床多见于现代医学所称的盆腔炎、子宫周围组织炎等。

2. 虚证

（1）气血两亏型。多见继发性痛经，经后痛者居多。素体脾胃虚弱，气血化源不足，或大病久病后，气血俱虚，冲任气血虚少，经行后血海空虚，不能濡养冲任、胞脉，兼之气虚无力使血液流通，而致痛经。也有因神经质性格，痛觉过敏，腹痛不随经净而缓解，有时反因血去而腹痛加剧。

（2）肝肾虚损型。禀赋素弱，肝肾本虚，又因房事不节、多产等损及肝肾，以致精血亏少，冲任不足，胞脉失养，经行之后，精血更虚，冲任胞宫失于荣濡，以致小腹虚痛。此型见于原发性痛经和继发性痛经，小腹经期痛迫至经后更绵绵作痛。

从以上5种类型痛经分析，其发病有虚有实，虚者多责之于气血、肝肾之虚，实者多责之于寒、热、湿之侵；实者疼痛多发生在经前及经期之际，因为此时血海气实血盛，易生瘀滞，若在此时感受寒、热、湿之邪，干扰了血海经血，即会造成血滞不通而作痛。待经水溢泻，瘀滞随之而除，疼痛常能自解。虚者疼痛多发生在经将净之时，因为此时血海空虚，胞脉更失濡养之故，待经后血海气血渐渐恢复，疼痛亦会逐渐消失。

另外，痛经患者在未行经期间，致病因素虽然也可能存在，但由于冲任气血比之经期较为调顺平和，病因常不足以引起冲任气血瘀滞或亏虚，故平时可不发生小腹疼痛。至经期或经期前后，由于血海溢泻而暂虚，气血变化较大，此时若感病邪或潜在病因与气血相搏，以致冲任、胞宫气血运行不畅，或失于濡养而发生以疼痛为主的虚实不同的痛经证。

（二）临床表现

本病的临床特征是伴随月经周期而出现的。其下腹疼痛是在经期前后或在行经期间发作，但大多于月经第 1~2 天出现，常为下腹部阵发性绞痛，有时也放射至阴道、肛门及腰骶部，可伴有恶心、呕吐、尿频、便秘或腹泻等症状，腹痛常持续数小时，偶有 1~2 天者。当经血外流通畅后即随之逐渐减轻以至消失，偶见有延续至经净或于经净后始发生疼痛者。疼痛剧烈时，面色苍白、手足发凉、出冷汗，甚至昏厥。亦有部分患者在月经前 1~2 天即有下腹部疼痛，接近月经或来潮时加剧。膜样痛经的患者则多在第 3~4 天时疼痛最剧烈，待膜状物排出后即疼痛减轻。

1. 实证

（1）气滞血瘀型痛经。临床可见，经前或经期时小腹胀痛难忍，经血量少或行而不畅，血色紫暗有瘀块，血块排出后则腹痛减轻，精神紧张、恐惧。经前可出现乳房胀痛或下腹坠胀不适，舌质正常或紫暗，脉沉细或沉涩。

（2）寒湿凝滞型痛经。因寒湿袭于下焦，累及冲任，或寒湿客于胞中，寒湿搏结，致使气血不畅，故临床可见经前或经行时小腹冷痛或绞痛，喜暖喜按，得热较舒，畏寒肢冷，月经量少而不爽，血色不鲜或似黑豆汁，或淡，夹有瘀血块。舌苔薄白或白腻，脉沉细或沉迟。

（3）湿热蕴结型痛经。湿热内蕴，盘踞于冲任胞中，经前血海气血充盈，湿热与血胶结成瘀，故临床出现平时小腹疼痛与腰肌部酸痛，白带多，月经前后疼痛加剧。月经量增多或经期延长，血色紫有黏块。或有低热。苔薄黄、舌红，脉细滑或弦滑。

2. 虚证

（1）气血两亏型痛经。气血不足，冲任亦虚，经行之后，血海更虚，濡养不足，气血运行无力，营血虚滞，故临床出现经行或经后小腹绵绵作痛，有下坠感，喜按喜暖，月经量少，色淡。面色苍白或萎黄，腰酸腿软，或腰部酸胀不适。舌质淡、苔薄白，脉细弱。

（2）肝肾虚损型痛经。肝肾不足或亏损，冲任俱虚，精血本已不足，行经之后，血海更虚，胞脉失于濡养，故临床表现为经净后 1 ～ 2 日内小腹绵绵疼痛，经量少而质稀，血色暗淡，常伴有头晕，眼花，耳鸣，腰酸，舌质淡、苔薄白或薄黄，脉沉细或细弱。

（三）诊断和鉴别诊断

1. 诊断

痛经的诊断，一般说并不困难，但须详细诊察，判断痛的时间、部位、性质、感觉和程度，才能辨别清楚属何型之痛经。

（1）辨痛的时间。痛在经前和经期者，前人多述由于气滞、血涩、血积等。但在临床上最多见的为气滞血瘀，痛过于胀者当为血凝碍气，胀过于痛者是气滞阻血，另还见于寒湿凝滞及湿热蕴结。痛于经后者，多见气血两亏，经期及经后均痛者，多见肝肾虚损。

（2）辨痛的部位。痛居小腹正中为冲任失调，多属血瘀；痛在少腹一侧或两侧的，主肝郁不舒，多见盆腔炎、附件炎；小腹隐痛引及腰脊多属肾虚。

（3）辨痛的性质。胀痛为主多属气滞不通；绞痛为寒重瘀滞，持续作痛属血瘀或湿热；刺痛为热证、瘀证。

（4）辨痛的感觉。痛而有冷感者，得热痛减多为寒阻；痛而有热感，得热反痛剧者多为热壅；喜按者多为虚；拒按者多为实；喜揉喜暖多属虚寒。

（5）辨痛的程度。疼痛剧烈伴致面色苍白、冷汗淋漓、四肢厥逆、脉搏不易触之而濒于虚脱或昏厥者为重度；胀痛下坠伴恶心呕吐者为中度；虽有下腹疼痛，但尚能坚持工作者为轻度。

2. 鉴别诊断

（1）与其他疾病的鉴别。要注意与阑尾炎、结肠炎、膀胱炎等鉴别，因为这些疾病，也往往在经期时加剧，易与痛经相混淆。阑尾炎者，应是以麦氏点按压反跳痛为主；结肠炎者，应有大便不正常历史；膀胱炎者主要是小便的异常。

（2）各证型的鉴别诊断要点。

①气滞血瘀痛经：多因七情所伤，肝气不舒，气机不利，血因气滞，阻于胞宫而为患。其特点多见于经前及经期小腹胀痛，或胸闷乳胀；另有腹痛较剧，持续时间较长，并多夹大小不等之瘀血块，临床上多见于膜样痛经和子宫内膜异位症患者。

②寒湿凝滞痛经与湿热蕴结痛经：虽均属实证，但寒热不同，其症更迥。寒湿凝滞痛经主要因寒湿客于冲任而引起。一般在经前或经期小腹冷痛，经色暗红而有血块，舌苔白腻、舌质暗或有瘀斑，脉沉紧或沉迟。湿热蕴结痛经，其发病原因，由于情志不遂致使肝郁脾虚，肝郁生热，脾虚生湿，湿热蕴结，或因平素喜食辛辣厚味，使湿热内生，或经期房事不慎，下焦感受湿热之邪，湿热蕴结胞中，血气运行不畅，以致经血滞于胞中而作痛。另外，湿热蕴结痛经除经行腹痛外，平时兼有低热或带下黄浊，尿赤或频数，舌质红、苔黄腻，脉数等一系列湿热证候。

③气血两亏痛经与肝肾虚损痛经：两者虽同属虚证，但气血两亏痛经，多由素体虚弱，或大病久病之后，气血虚弱，运行无力所致。临床表现为月经量少，色淡质稀，面色㿠白或萎黄，精神倦怠，头晕心慌，语言低微，倦怠无力，舌苔薄白、质淡，脉虚细。肝肾虚损痛经，多为禀赋不足，肝肾素弱，或因房事不节，阴精暗耗，经后血海更虚，胞脉失养所致。临床多见于现代医学所称的子宫发育不良引起之痛经，其表现为经行过后，小腹隐痛，血量较少，周期延后，腰酸膝软，头晕耳鸣，舌淡红、苔薄白，脉沉细等。

（四）治疗

1. 治疗原则

因痛经多因气血运行不畅，月经排出困难，所谓"不通则痛"。

所以临床治疗首先应以调理冲任气血，使气血流通，经血畅行为原则。再根据不同证型，或行气，或活血，或散寒，或补虚，或清湿热。经期时主要是以调血止痛治标为主，平时辨证求因以治本为主。

1）实证

（1）气滞血瘀型痛经。以佛手散与失笑散加减：当归10g，川芎10g，生蒲黄10g，生五灵脂10g，枳壳10g，制香附10g，益母草15g。如子宫后倾加生艾叶5g；宫颈狭小加柞木枝15g；子宫内膜异位加血竭3g，三七粉（分冲）3g；膜样痛经加丹参20g，土鳖虫10g；夹寒加肉桂心5g；体弱加党参15g。

（2）寒湿凝滞型。自拟方：肉桂5g，吴茱萸3g，当归10g，川芎10g，白芍10g，香附10g，甘草3g，生艾叶3g，党参10g。如腹痛甚可加三七粉（分冲）3g；畏寒肢冷严重者加干姜5g；便溏加炮姜3g。

（3）湿热蕴结型。以四逆散为主：柴胡10g，枳实10g，赤芍10g，生甘草3g，丹参30g，三七粉（分冲）2g，龙葵25g。如便秘加芦荟3g，尿热加黄柏10g；月经量多加阿胶10g。

2）虚证

（1）气血两亏型。八珍汤加减：党参20g，白术10g，茯苓10g，当归10g，白芍15g，熟地黄10g，川芎5g，肉桂3g，香附10g，甘草3g。如腰酸或腰胀甚者用白术50g；虚甚恶寒者加鹿茸粉1g。

（2）肝肾虚损型。以《傅青主女科》调肝汤为主：当归10g，白芍25g，阿胶（烊化）10g，山药15g，山茱萸10g，巴戟天10g，甘草3g。若腰酸痛重者，加杜仲10g，续断10g；若胸胁胀者，加川楝子10g，郁金10g；若有潮热者，加鳖甲10g，青蒿10g，牡丹皮10g；若小腹空痛发凉者，加附片10g；若子宫发育不良者，加紫河车10g。

（五）辨证治疗经验

痛经的症因脉治，历代医家叙述较详，根据月经的期、量、色、质，参合舌、脉及疼痛时间和性质，区分寒、热、虚、实常不困难。但临床上并非一成不变，试举经前痛属实、经后痛属虚为例。经前腹痛系经血排出困难，瘀血未下，不通则痛，待经血排出后，疼痛即减，是为实证。然有个别病例，经量虽多，依然腹痛，有时下瘀块后痛势略缓，少顷又剧，反复发作，甚至经血愈多腹痛愈甚，从症状看似痛在经血排出以后，但不能作经后痛属虚论，此症系宿瘀内结，随化随下，经血虽畅，瘀仍未清，是以经血虽下，疼痛不减，在治法上即使经血量多，仍当活血化瘀，从实论治，药后不但痛势缓解，经量亦可相应减少。如按对症治疗，用止血镇痛剂，则宿瘀未消，非但不能止痛，相反在出血方面也越止越多，是形似通而实不通也，这是痛在经后属实的异常辨证之一。

腹痛喜按属虚，拒按属实，也不尽然。不少病例，尽管经血不畅，里有瘀滞，往往腹痛喜按。盖痛而拒按，大都系瘀滞重证，如腹部胀硬，甚至灼热，一触即痛等。一般经行不畅，虽也有瘀，但不一定拒按，相反喜按喜温，喜按可促使瘀血排出，血得热则流畅，通则不痛。因此辨别虚实，不能一概以喜按、拒按定论，可根据经血排出后或血块排出后腹痛是否减轻以分虚实。此外有素体怯弱，气虚无力推动血行，致经来不畅，血滞作痛而拒按，是属夹虚夹实的证型。更有极个别患者，同时出现既喜按又拒按的现象。这种病例可分为两种情况：一种是轻按觉舒，重按即痛，多属夹寒夹瘀，寒轻瘀重；另一种轻按则痛，重按反舒，多属兼瘀兼虚，瘀少虚甚。

在临床上本病常虚实并兼，纯虚者少。不像文献中所述的症状典型，容易辨证。如某些病例，患者平素体质虚弱，因经行期间，心情不快，或受冷风，致气滞寒凝，血行不畅，导致痛经。如瘀血未下之前腹痛较剧，既下之后绵绵作痛，此种情况即同时包括虚实两个方面：剧痛时属血瘀实痛，隐痛时属血虚虚痛，故经行时应活血通经，从实论治，经血畅通之后，需养血益气，按虚证处理。同一病例，经前经后治法迥异。

方书皆谓患者面色紫暗，目眶暗黑，舌色紫暗，舌边有青紫色瘀点或瘀斑，脉涩，属有瘀之象。但大多数血瘀痛经患者并不出现上述症状。需根据月经的期、量、色、质及腹痛时间和性质，以别虚实。反之，如腹痛并不严重，但血量少而色黑亮，脉、舌、面色等出现以上征象者，是为有瘀，则当从脉、舌、面色的形态辨证，用活血化瘀法处理。这是对血瘀痛经运用四诊察色按脉与主症腹痛轻重不同等征象在辨证上有所取舍的情况。

血瘀痛经，方书记载都离不开涩脉，实际上涩脉并不多见。根据临床观察，经痛较甚时脉常呈弦象，甚至弦劲有力。在剧痛昏厥时脉反显细弱，此刻在辨证方面切勿因脉象细弱而误认为是虚证。虚痛多是隐痛，不致产生昏厥；剧痛多是实证，容易引起昏厥。虽然虚证也有腹痛较甚者，多系素体怯弱，痛感灵敏，对痛的忍受力差，但也不致产生昏厥症状。故切脉辨证，有时尚需灵活。

痛经常伴有其他各种全身症状，也是帮助诊断的重要旁证，但有些症状不一定是病态。例如行经期间，部分患者常有屡欲大便之感，但大便依然成形，这是因临经之际，冲任充盈，刺激直肠而产生的感觉，属一般经期反应，并非病态。又如腹痛严重时，往往出现恶心、呕吐，大都是由经滞不下，冲气不得下泻，反而上逆犯胃所致，一旦经血畅下，腹痛减轻，其吐即自然消失，这并非胃腑本身有病，故不能作为辨证的佐证，因此在治疗时也无同时兼顾的必要，这是参考伴随症状辨证时有所取舍的一些情况。

在治疗方面，有些伴随症状需与主症并治，以兼顾主症，增强对主症治疗的疗效。有些症状则不一定同时治疗，只要主症消失，伴随症状亦自然缓解。例如瘀滞化热的痛经患者，常伴有大便秘结和口干不欲饮等现象。对于便秘，可在活血通经时加用芦荟，芦荟除泄热通便外，兼可活血通经。这样配合，疗效更显。至于口干不欲饮，与一般热在气分的口渴不同，瘀滞化热系热在血分，故口虽干而不欲饮，待瘀化热除，主症治愈，口干就自然消失，故处方时无须兼顾口干。

精神因素在原发痛经中亦起一定作用，特别是有神经质性的人，或对月经生理缺乏认识的人，她们在临经之际，表现为过度的焦虑、紧张和恐惧，致使经血流通不畅，造成经血潴留，从而引起痛经。这类患者，如能给予心理治疗，进行适当解释，消除顾虑，再辅以药物治疗，常能获得满意的疗效。

（六）治验病案举例

病例一

曹某，女，55岁，教师，已婚。初诊日期：2017年11月18日。患者13岁月经初潮，周期一直规律，30天左右行经1次，带经5～6天，经量、色均正常，经行时无明显不适。2013年5月生育第2胎，产后3个月行输卵管绝育术，术后不久即出现小腹坠痛，外阴灼痛，以后每逢经行时即感下腹坠胀伴肛门抽痛。几年来多次治疗，症状时轻时重，半年前因经前受精神刺激，而致经行时下腹坠胀难忍。自感症状日渐加重，血量多，色暗，有血瘀。平时感觉神疲乏力，头晕，脾气急躁，睡眠差，梦多，大便溏，每日2次，饮食一般，小便少色黄。追问病史，患者自述在第2胎生产前至绝育末期间曾受过较重的精神刺激，且产后身体未得到较好恢复和补养。末次月经10月10日。妇科内诊检查：子宫正常大小，附件未增厚。孕2产2。舌质偏暗，脉弦细。

诊断：痛经。

辨证：气滞血瘀。

治法：疏肝理气，活血化瘀。

处方：柴胡10g，当归20g，赤、白芍各15g，白术10g，茯苓10g，制香附10g，合欢皮10g，益母草30g。连服7剂。

因其发病与情绪变化有密切关系，故在用药同时，又给予精神安慰和开导。2017年12月10日又诊，患者这次经行时不适感有明显减轻，但血块仍较多。在原方基础上加三七粉（分冲）3g，经前5天时服用7剂。2018年1月5日再诊，告月经期稍感腰腹不适，血量中等，有少量小血块。后又巩固治疗2个月，均未复发。

病例二

张某，女，33 岁，已婚。初诊日期：2018 年 6 月 3 日。患者 2018 年 4 月无明显诱因，出现经前 2 天开始右小腹疼痛难忍，经行 3 天后疼痛方缓解，时常伴见恶心、呕吐，经多方医治，效果不显。西医多次内诊检查，均诊为"子宫内膜异位症"。5 月 1 日盆腔 B 超：右侧附件可见 4.2cm×3.5cm×3.7cm 低回声区。提示子宫内膜异位可能性大。因患者拒绝手术，故用中药治疗。患者 17 岁月经初潮，既往月经规律，28 天行经 1 次，带经 5、7 天，量色均可。孕 1 产 1，2012 年上宫内避孕环，复查多次，避孕环位置正常。患者平时性情急躁易怒，头晕头痛，饮食睡眠尚可，二便正常。舌质暗、苔薄白，脉弦细。

诊断：痛经。

辨证：气滞血瘀。

治法：活血化瘀，调经止痛。

处方：当归 10g，川芎 10g，赤、白芍各 10g，丹参 20g，三七粉（分冲）3g，益母草 30g，桂枝 10g，桃仁 10g，土鳖虫 10g，川牛膝 10g。

连服 7 剂后诊，述此次经行前腹痛稍感减轻，前 2 天血量较多，有大血块，今为月经第 3 天。上方加生黄芪 30g，红花 10g，继服 3 剂。平时以理气活血，化瘀消坚为主，原方加生鳖甲 10g，生牡蛎 30g。以后每届经前 1 周服用原方 7 剂，连续治疗 3 个月后，患者经前疼痛消失。

病例三

张某，女，37 岁，已婚。初诊日期：2017 年 10 月 23 日。患者 2011 年底怀孕 5 个多月时，行药物引产术，术后不慎感受风寒，自觉下肢酸痛，无发热等其他不适。但此后，每逢经期症状加重，且腰酸、下腹疼痛连及肛门，痛时喜热敷。服用阿司匹林等西药，症状缓解不显。患者 15 岁月经初潮，28～30 天行经 1 次，带经 3～5 天，血量中等，时有血块，孕 3 产 1，人工流产 1 次，引产 1 次。引产半年后上避孕环，复查几次，环位置均正常。平时患者易怕冷，不敢进冷饮食品。大便偏稀，每日2次。睡眠尚可。末次月经10月15日。舌质暗，苔薄白，脉弦细。妇科内诊检查：外阴为经产型，阴道通畅，分泌物不多，宫颈轻度糜烂，子宫后位，正常大小，活动度正常，质地中等。双附件稍增厚，压痛不明显。

诊断：痛经。

辨证：寒湿凝滞。

治法：温经散寒，活血通络。

处方：桂枝10g，吴茱萸5g，柴胡10g，党参15g，生黄芪20g，当归10g，丹参20g，干姜5g，艾叶10g，甘草5g，鸡血藤20g。嘱经前1周服用7剂。

二诊：2017年11月20日诊。患者服上药后，此次来月经下肢酸痛明显减轻，但腰酸、下腹坠痛仍剧。遂在原方基础上，加紫石英20g，杜仲10g，怀牛膝10g。

三诊：2017年12月18日。患者自述在经前1周服药7剂后，月经来潮时，腰酸、下腹坠痛有所减轻，下肢酸疼未再发。效不更方，又连续治疗3个月，患者经期不适症状已基本消失。

病例四

李某，25岁，已婚。初诊日期：2017年6月5日。患者2015年12月4日在某医院行人工流产术，术中顺利，术后也未发烧，阴道出血1周。但2016年1月1日月经来潮后，即感小腹疼痛难忍，服用止痛片等药能暂缓解。2017年2月，因腹痛剧烈，阴道有少量出血，去某院急诊，认为是"宫外孕"，行手术治疗。术中行左侧输卵管、卵巢部分切除术，病理报告：子宫内膜异位症。自此后，每于行经时，腹痛难忍，伴肛门下坠。患者13岁月经初潮，一般27～28天行经1次，带经5天，量色均可。孕0，末次月经2017年5月20日。舌质正常、苔薄白，脉弦细。妇科内诊检查：外阴已婚型，阴道通畅，于后穹隆处可触及一蚕豆大小的结节，触痛明显。子宫正常大小，前位，活动欠佳，左侧附件增厚，压痛（±）。

诊断：痛经。

辨证：气滞血瘀。

治法：理气活血止痛。

处方：柴胡10g，枳实15g，赤芍15g，甘草10g，丹参30g，三棱10g，莪术10g，琥珀粉（分冲）1g，生黄芪30g，水蛭10g。

嘱经前1周服用。经上法治疗3个月后，痛经症状明显减轻，作妇科内诊，后穹隆结节缩小、变软。

病例五

杨某，女，37岁，职员，已婚。初诊日期：2020年10月8日。患者2019年7月行左侧卵巢巧克力囊肿摘除术，术后3个月时出现经行腹痛，并有逐渐加重趋势。痛甚时面色苍白，手足发凉，出冷汗，其痛尤以经行第1～3天为甚。以往月经25天行1次，带经5天，血量多，血块多，色暗，块下后痛稍缓。患者平素性情急躁，大便偏干，有时伴气短、乏力。孕2产1，人工流产1次。末次月经2020年10月6日。舌质暗，脉细弦。

诊断：痛经。

辨证：肝气郁结，气滞血瘀。

治法：理气活血，化瘀止痛。

处方：柴胡10g，制香附10g，当归20g，川芎10g，赤芍10g，生五灵脂10g，生蒲黄10g，三七粉（分冲）3g，生黄芪30g，益母草30g。

连服3剂后，有多量血块排出，疼痛缓解，大便通畅。经净后，予以妇科内诊检查：宫颈轻度糜烂，子宫后位，正常大小，活动欠佳。

左侧附件增厚，压痛明显，宫髓韧带增粗，有触痛性小结节。考虑子宫内膜异位复发可能性大。于下次月经前14天，继用原方去生五灵脂、生蒲黄，加用枳实10g，党参20g，服用半个月之后，月经于2020年10月30日来潮，痛经症状较前明显减轻，但经量稍多，色暗，有小血块。后来又按原法调治，月经于2021年1月25日来潮，痛经已基本消失。

嘱其继续服用中药，此后两次月经均未出现痛经。盆腔B超检查结果：盆腔未见明显异常。妇科内诊复查：原宫骶韧带增粗及小结节触痛均不明显。

病例六

张某，女性，30岁。初诊日期：2015年3月4日。患者既往月经规则，量中，色红，无明显痛经。近1年来出现经行腹痛，痛经或发生在经前或者经后，无明显规律，但经前发作疼痛较剧，经后发作则绵绵作痛。经前疼痛呈中度，喜温喜按，无恶心、呕吐，有时需服用止痛药物。带经期延长至8～9天干净。孕0。平时畏寒，无其他明显不适，饮食可，大小便正常。舌质暗淡、苔薄白，脉沉细。末次月经：2015年2月24日。

查体：妇科检查无明显异常发现。B超亦正常。

诊断：痛经（寒凝血瘀），经期延长（气虚血瘀）。

治法：温经活血，散瘀止痛。

处方：温经汤加减。党参50g，当归10g，川芎10g，桃仁10g，炮姜10g，阿胶（烊化）10g，甘草10g，枳壳15g，三七粉（分冲）3g，益母草10g。7剂。

二诊：2015年3月11日。服上方后未诉明显不适，饮食二便调，舌脉如前。继服上方加鹿角霜10g。7剂。

三诊：2015年3月18日。患者现为经前，未诉明显下腹疼痛，仅偶尔觉腰酸，舌暗，脉细滑。现为经前期，宜通经活血。拟《金匮要略》瓜蒌根散治之：桂枝10g，桃仁10g，天花粉10g，白芍10g，土鳖虫 10g，甘草 10g，三七粉（冲）3g。7 剂。

四诊：2015 年 3 月 25 日。患者月经 3 月 20 日来潮，腹痛未作，偶有腰酸，今日月经基本干净。患者欣喜之情溢于言表，特来感谢许老。

许老告诉患者可以继续服用二诊方一段时间。

按语：该患者痛经为继发性，发病恐因平素体质虚弱，经期受风冷，致气滞寒凝，血行不畅，导致痛经。瘀血未下之前腹痛较剧，既下之后绵绵作痛，此种情况同时包括虚实两个方面：剧痛时属血瘀实痛，隐痛时属血虚虚痛。故经行时应活血通经，从实论治；经血畅通之后，需温养气血兼活血，按虚实夹杂证处理。同一病例，经前、经后治法有一定差异，临证不可不慎。

四、更年期综合征证治

更年期是卵巢功能逐渐衰退到最后趋向消失的一个过渡阶段，排卵逐渐减少，生育机能开始消失，月经紊乱或绝经。这一阶段一般出现在 45 ~ 55 岁之间（即"七七"之年）。更年期分为绝经前期、绝经期和绝经后期。绝经前期一般开始于 45 岁左右，持续 2 ~ 3 年即进入绝经期。此期是卵巢功能开始衰退的时期，其主要特征是卵巢虽有卵泡发育，但不能成熟，虽能分泌一定量的雌激素，但已无黄体形成。即临床表现为月经不规则，经期逐渐延长，经量也由多逐渐减少，但也有月经周期一直规则，仅月经量逐渐减少而至绝经期者。绝经期的主要临床表现为月经停止，凡 45 岁以上妇女，月经停止 1 年以上者，其最后 1 次月经期称绝经期。但也有人停经一段时间后，又行经 1 次，此仍属正常现象。绝经后期为月经停止后至卵巢内分泌功能完全消失的时期，也即为进入老年期之前的阶段。此期卵泡生长及雌激素水平渐渐下降，达最低水平即为本期的终结。此期一般 5 ~ 6 年。总地来说，整个更年期持续时间，随个体体质而不同，一般为 8 ~ 12 年。

在更年期内，约有 70% ~ 90% 的妇女，其卵巢功能减退比较缓慢，而机体的自主神经系统功能能够很好地进行调节和代谢。因此，可平稳地度过这个时期而不致发生特殊症状。但亦有少数妇女，由于内分泌失调，自主神经功能紊乱，加上心理和社会、家庭等诸多因素的影响，则会出现不同程度的躯体、精神、神经等一系列症状，如月经紊乱、眩晕耳鸣、烘热汗出、面红潮热、烦躁易怒、面目肢体浮肿、尿频失禁、腰膝酸软、肢冷便溏等，影响正常工作、生活和学习。甚至因患者情绪和行为上的变化，影响人际关系，受到众人的歧视、家人的厌恶，导致家庭不和，而致本人困惑、痛苦，以致悲观厌世。此种证候称为更年期综合征，亦称"经断前后诸症""经断前后证候"。本病在古代医籍中未见单独论述，但其症状曾散见于"年老血崩""年老经断复来""脏躁""百合症"等病证中。

（一）病因病机

1. 肾阴虚

妇女生育、哺乳过多，精血本亏，而素体阴虚之人，临近经断之年，肾气渐衰，天癸将竭，冲任亏损，精血虚少，使机体更处于肾阴不足，阳失潜藏的状态，以致引起阴阳平衡失调。

2. 肾阳虚

素体阳虚之人，经断之年，肾气不足，肾阳更衰，以致虚寒内盛，经脉脏腑失于温养。

3. 脾胃虚

气血是月经最根本的物质基础，而气血又来源于脏腑，特别是肾与脾。盖肾为先天之本，主藏精气，为人体生长发育生殖的根本。月经的血，来源于水谷，化生于脾胃，故月经的盈亏，与脾胃功能的强弱有关。同时，脾还有统摄气血，运化水湿之功能。断经之年，脾胃功能亦较为减弱，故往往出现一系列消化系统症状。

另外，更年期综合征的发生及其轻重程度，除与脾胃有密切关系外，还与个体体质、健康状况、社会环境、精神因素等密切相关。体质弱或肾、肝、脾功能不健者，更年期症状大多表现更为明显。心胸开朗、情绪稳定者，则很少出现更年期综合征；而性格内向、拘谨、孤僻、固执、自尊心过强者，就容易出现更年期综合征。

（二）临床表现

1.月经改变

约有95%以上的更年期妇女绝经前出现月经改变。有的表现为月经周期缩短（频发），经量增多；有的表现为月经周期间歇延长（稀发），带经期缩短，经量逐渐减少，然后慢慢停止。亦有月经周期不规则，带经期长，经血量增多，甚至阴道大出血，有时则淋漓不断，然后逐渐减少直至完全停止。还有个别患者月经突然停止，从此不再来潮。

2.心血管变化

更年期高血压多以收缩压升高且波动明显并伴有潮热为特点。患者感心悸、心慌、胸闷及心前区不适，有的还伴有阵发性心动过速或过缓。临床称之为"假性心绞痛"。

3.自主神经系统症状

潮热、汗出是更年期综合征妇女特有症状。患者突感头面部烘热，随之扩散到颈、胸、背部。潮热产生迅速，消失也迅速，历时甚短，可以持续数秒钟或数分钟，消失后即汗出，甚者可大汗淋漓，随后患者感周身疲乏，全身发凉而恶风寒。严重者可频繁发作，每天发作30～50次，多发生于下午、傍晚及夜间。患者晨起易出现眩晕，并感前额部疼痛、头重。还可出现耳鸣，为持续性或呈连续性，可见于一侧或双侧，多发生于夜间，常影响睡眠。

4.精神神经症状

患者多愁善虑，抑郁，多猜多疑，悲观失望，易激动，焦虑不安，偏执妄想，喜怒无常，精神不集中，记忆力明显减退，貌似精神异常，常被人误认为患有精神病。

5.代谢障碍引起的症状

由于脂肪代谢失常,造成脂肪堆积,多见于腹部、腰髋部等处,形成局限性或全身性肥胖,由于水、电解质代谢失调而发生面部或下肢浮肿;由于雌激素分泌减少而引起的骨质疏松,易致股骨颈、腕骨、脊椎体骨折,可因驼背、脊柱弯曲而致身体渐矮,且易出现肩背、腰腿及关节疼痛等症状。

6.感觉障碍和异常

多见手指和足趾麻木,出现局部或全身性瘙痒及蚁走感等,并可见嗅觉及味觉异常。

7.泌尿系统症状

主要表现为尿频、尿痛、尿淋漓及尿失禁等。

8.消化系统症状

多表现为间歇性的腹胀、腹泻、呃逆、便秘或便溏,食欲不振,消化不良等。

(三)诊断与鉴别诊断

1.诊断

凡妇女在45~55岁出现以上所述的更年期综合征的症状时,一般即可诊断。但更年期综合征的症状很多,不一定在某个人身上全部集中表现出来,往往三三两两出现。

(1)生殖器变化。外阴及阴道萎缩,阴阜上的阴毛逐渐减少,外阴部的皮肤也逐渐变薄,皮下脂肪减少,阴道弹性减低,皱褶变平,阴道分泌物减少、发干,易发生阴道炎,子宫及卵巢渐至萎缩变小。

(2)皮肤变化。随着年龄的增加,皮肤出现一系列变化,如皱纹、色素沉着、干燥、瘙痒等,毛发亦脱落、干燥、变白等。

此外,还应对有关的内分泌激素等生化指标进行有针对性的检测,可根据病情需要选择采用,如垂体促性腺激素测定、性激素测定及阴道脱落细胞检查等。

2. 鉴别诊断

（1）高血压病。更年期综合征之高血压表现为病程短并与潮热汗出等其他症状同时出现，且波动较大，尤以收缩压升高较为明显，一般无心、脑、肾等脏器病变。而高血压病是指原发性高血压，常有家族史，病程较长，多年来往往以高血压为其主要或唯一的临床表现，晚期易并心、脑、肾等重要脏器的改变。

（2）某些内科疾病更年期综合征的头晕、头痛、眩晕、心悸等与某些内科疾病的临床症状很相似，但更年期综合征患者必多伴有月经紊乱，且发病年龄必在绝经前后。

（四）治疗

更年期综合征主要起源于脾肾气衰，冲任亏损，人体调节阴阳平衡功能减退，致使脏腑功能失调，出现肾阴不足或肾阳不足，以及脾胃不健等情况。因此，治宜补益脾肾，调理冲任，平衡阴阳为主。

1. 肾阴虚型

治宜滋肾养阴，兼顾肾阳。方用二仙汤加减：淫羊藿 10g，仙茅 10g，盐知、柏各 10g，当归 10g，生白芍 10g，百合 15g，生地黄 10g，莲子心 5g。若头晕甚者，可加用葛根 10g，青葙子 30g，若经量过多，有块者，加用三七粉（分冲）3g；若大便干结者，可加用芦荟 1.5g，若浮肿者，可加用益母草 30g，若汗出较多者，可加用生牡蛎（先煎）30g。

上述中药每日 1 剂，水煎服。若疗效较好者，可改为隔日 1 剂。治疗 2 个月后，大多数患者能取得满意疗效。烘热、失眠可得到控制；血压偏高者，可转变至正常范围；月经不规则者，可得到调理而转至正常月经；烦躁亦可消失或减轻，并有助于增强性欲及产生性快感。

2. 肾阳虚型

治宜温肾扶脾，兼护肾阴。方用二仙汤加味：淫羊藿 10g，仙茅 10g，巴戟天 10g，盐知、柏各 10g，当归 10g，白术 30g，泽泻 15g，胡芦巴 10g，鹿角霜 10g，女贞子 10g，墨旱莲 10g。若腹胀者，可加用砂仁 5g 或谷、麦芽各 15g，若失眠者，可加用交泰丸（包煎）5g。

上药每日 1 剂，水煎服，用药时间视疗效情况而定。本方对便溏、浮肿等症状有明显疗效，可减轻腰背酸痛及肌肉疼痛，并有改善精神状态的作用。

3. 脾胃虚型

治宜补脾健胃。方用参橘煎加味：太子参 15g，橘叶 15g，半夏 10g，砂仁 5g，石菖蒲 10g，谷、麦芽各 15g，当归 10g。

本方具有振奋胃肠功能与改善营养状况的作用。患者可以坚持服用一段时间。

此外，临床上有的患者肾阴虚、肾阳虚与脾胃虚的症状不明显，而表现为某些其他症状突出者，可先治其他症状。例如更年期妇女的脏燥证：精神抑郁，喜悲伤欲哭，不能自制。胸闷不舒，善太息，心烦不宁，两胁胀痛，频频哈欠。舌淡、苔白，脉弦细。此为肝郁不舒脏躁证，多由情志抑郁，肝气失于条达，影响神志所致。治宜疏肝理气，养心安神。方用逍遥散合甘麦大枣汤加减：柴胡 10g，当归 10g，白芍 10g，白术 10g，茯苓 10g，甘草 10g，浮小麦 20g，丹参 15g，桃仁 10g，薄荷 5g，生姜 10g，大枣 10 枚。

喜悲伤欲哭，甚则哭笑无常，胸中窒闷，咯黄痰，心烦口苦，渴不欲饮，大便干，小便黄少，舌质红、苔黄腻，脉滑数者。此为痰热郁结脏躁证，多因气郁日久，郁而化火，灼津成痰，痰热郁结，影响心神所致。治宜清热化痰，疏肝理气。方用温胆汤加味：半夏 10g，陈皮 10g，枳实 10g，竹茹 10g，茯苓 10g，贝母 10g，甘草 6g，柴胡 10g，香附 10g。

若恐惧不安（惊恐、心悸）为主者，可用柴胡桂枝龙骨牡蛎汤加减：柴胡 10g，生龙骨（先煎）15g，生牡蛎（先煎）20g，桂枝 10g，白芍 15g，甘草 5g，枳实 6g，磁石 20g，当归 10g，茯苓 20g。

若血压高者，可用下列方药：丹参 15g，黄精 15g，延胡索 10g，生山楂 15g，葛根 10g，青葙子 30g，天麻 10g，川芎 10g，益母草 30g。

在药物治疗的同时，还应加强卫生宣传教育，使患者认识到更年期是一个正常的生理过程，消除其顾虑，使之注意劳逸结合，保持心情舒畅，避免急躁、忧郁等情绪，树立战胜疾病的信心，适当增加营养，多作户外活动，增强体质。生活要有规律，适当限制脂类及糖类物质摄入。如能坚持气功、太极拳等运动，对预防及治疗更年期综合征更大有裨益。

（五）临床上应注意的几个问题

1. 更年期综合征患者反复子宫出血

由于卵巢功能衰退，性激素分泌减少以至消失，多数患者可出现月经紊乱，并有不规则或过多的子宫出血。此时，除考虑常见的功能性子宫出血外，应着重警惕妇科恶性肿瘤的发生。因为，随着年龄的增长，恶性肿瘤的发病率也随之增高，临床上多见子宫颈癌、子宫体癌及阴道癌、卵巢癌及输卵管癌等。因此，凡更年期子宫反复出血的妇女，必须作详细的妇科检查，定期做各种防癌检查及病理化验检查等。

2. 更年期骨质疏松症

骨质疏松是中老年妇女经断后出现的常见慢性疾病。其发病原因多为雌激素分泌减少，骨基质合成缺乏，钙磷代谢失常等。常出现背痛、腰部及胸椎下段疼痛。其特点为疼痛呈间歇性或持续性，多为饨痛，程度不一。病情较重的患者，易发生骨折，尤以股骨颈、腕骨、脊椎体等处多见，且长期不易愈合。所以，更年期综合征妇女应注意锻炼身体，培养良好的生活习惯，多食用含有充足的维生素 D 和钙质元素的食物。

3. 预防和治疗老年性阴道炎

由于此阶段阴道上皮细胞随雌激素的降低而渐萎缩，易产生老年性阴道炎。阴道分泌物减少，润滑作用缺乏，阴道弹性减低，因妇科检查、性交等刺激，极易发生出血和感染，给患者带来很多痛苦与不安，甚至影响家庭和睦。

此外，更年期妇女更要预防高血压、高脂血症，以防止动脉硬化。特别是血中的胆固醇、甘油三酯的浓度增高，与动脉粥样硬化发病关系最大。除与生活方式、饮食习惯、吸烟、缺乏活动等因素有关外，血内脂类含量也有很大影响。而脂类的变化又与女性内泌相平衡，所以，更年期妇女由于雌激素分泌量下降，冠状动脉粥样硬化发病率也迅速上升。

（六）辨证论治经验

1. 肾虚为本，从肾统领辨证，灵活加减

许老认为人体的自然盛衰过程由肾气所主，肾气为五脏六腑之本，也是维持阴阳之根本。"五脏之阴气非此不能滋，五脏之阳气非此不能发"（《景岳全书·命门余义》）。肾主生殖，对"精髓、骨、脑、齿、腰脊、前后二阴、髀股、足跟、足心所生病"（《医方类聚》）均有影响。冲任功能衰退是引起绝经期脏腑功能失调的主要因素。这个时期妇女的肾气逐渐虚衰，天癸和冲任的功能逐渐降低，人体的阴阳平衡状况发生变化，脏腑的功能失调，特别是肾、肝、脾、心的功能变化，因而产生一系列不同程度的综合症状，即在此年龄阶段或早或迟地出现某些与肾生理变化有关的现象，如月经紊乱至绝止、颜面憔悴、头发开始斑白、牙齿易碎裂、易倦怠乏力、健忘少寐、情绪易波动等，健康的身体常可自身调节逐渐适应，但有的妇女则易受到内外因素的影响，以致肾的阴阳失衡，或为肾阴虚，或为肾阳虚，或阴阳两虚。

此症状的发生及其轻重程度，除与冲任功能状态有密切关系外，还与个体体质、健康状况、社会环境、精神因素以及脏腑功能等密切相关。更年期综合征主要起源于脾肾气衰。冲任亏损，人体调节阴阳平衡的功能减退，致使脏腑功能失调，出现肾阴不足或肾阳不足以及脾胃不健等情况。因此治宜补益脾肾、调理冲任、平衡阴阳为主，但亦应注重症状的治疗。体质弱或肾、肝、脾功能不健者，症状大多表现较为明显。

2. 见微知著，妙用经方，辨病分阶段论治

绝经期综合征患者症状繁杂，但常可见到患者反复倾诉某症为著，或曰失眠，或曰心烦，或曰出汗，不一而足，遇此种病患，治疗之初不能拘泥于阴虚阳虚之本，解决其主要问题为要务。此种情况下，许老认为治疗肾虚仍为本。因脏腑之间联系密切，且患者体质不同，则有或肝、或脾、或心等脏腑气血失调，从而表现为临床以某一脏或某些脏之间失去协调，最终导致患者各种突出的临证表现。每当此时，许老善用经方的特点则大显神威。如失眠一症，可根据不同的情况采用栀子豉汤、温胆汤、酸枣仁汤、桂枝龙骨牡蛎汤等；出汗则可用生脉散、桂枝汤、黄芪桂枝五物汤、桂枝龙骨牡蛎汤等。一旦主症缓解，则辨证论治，从肾阴肾阳之本出发，按照调补肾中阴阳的不同原则，缓缓图之，帮助围绝经期妇女平稳过渡。

3. 注重心理调适，建立良好的医患关系

许老认为断经前后诸症的发病中，心理因素在发病、治疗和预后中有非常重要的作用。"医者，仁术也"是许老崇高医德的体现。他在繁忙的日常诊疗工作中，对围绝经期的患者总是态度温和，耐心地倾听患者的叙说，从中抓住主要矛盾，对症下药，并劝说患者尽量放松心情，不要胡思乱想。由于有出色的疗效，患者对许老充满了信任，倾诉了许多甚至不愿意对家人诉说的隐私。建立良性互动的医患关系，也是保证绝经期综合征时患者取得最终疗效的有效措施。

最后，应该加强卫生宣传教育，使更年期综合征患者认识到更年期是一个生理过程，消除对更年期的顾虑及精神负担。更年期时注意劳逸结合，保持心情舒畅，避免急躁、忧郁等情绪。生活要有规律，适当限制脂类及糖类物质摄入。如能坚持气功、太极拳等运动，对治

疗更年期综合征大有裨益。

（七）治验病案举例

病例一

赵某，女，51岁，干部。初诊日期：2017年3月15日。患者断经2年，近2个月来出现心悸、烘热、自汗盗汗，并伴失眠、纳差、口干。经全身体格检查未见异常。舌质暗、苔白而干，脉弦滑。患者14岁月经初潮，周期30天，带经3天，经量中等，色紫红，无块。无痛经史。孕3产3。妇科检查未见异常。

诊断：更年期综合征（肾阴虚型）。

治法：滋养肾阴，兼固肾阳。

处方：二仙汤加减。盐知、柏各10g，淫羊藿10g，仙茅10g，当归10g，白芍10g，百合15g，莲子心5g，谷、麦芽各15g，浮小麦30g。

服用半个月后，患者精神状态好，烘热减轻，但夜间心悸、失眠仍明显。乃予原方加五味子30g，生龙骨30g，生牡蛎30g，以养阴宁神。连服20多剂后，患者精神好，睡眠转佳，食纳增加，心悸也明显减轻。但有时急躁，继予原方加柴胡10g，合欢皮10g。以后在此方基础上随证增减，连续治疗2个月后，更年期症状基本消失。

按语：本案例为更年期综合征，证属肾阴虚型。由于患者已断经2年，正处肾气渐衰，冲任亏虚，天癸将竭，精血不足，阴阳平衡失调，出现肾阴不足，阳失潜藏的绝经期。由于精血亏少，心血不足，故患者出现心悸、失眠之症状，阴虚阳旺，可见烘热汗出，尤以夜间睡觉时汗出为多。阴虚内热导致口干。所以在治疗上，即用二仙汤加减，以达滋肾养阴为主，兼顾肾阳之目的。

病例二

杨某，女，46岁。初诊日期：2017年4月6日。患者既往月经规律，

10个月前突然月经停止，从此未再行经。一年来，情绪波动，急躁易怒，自汗。近来精神抑郁，心烦不宁，喜悲欲哭，并伴心悸，失眠，自汗，食欲差，大便稀，每日3次。舌质胖、苔薄白，脉沉弦。患者16岁月经初潮，周期30天，带经7天，经量中等，色正常，无血块，无痛经史。孕3产1，人工流产2次。末次月经1991年5月。妇科内诊检查未见异常。

诊断：更年期脏躁证。

治法：疏肝健脾，养心安神。

处方：甘草10g，浮小麦30g，大枣5枚，葛根10g，五味子15g，生地黄10g，丹参30g，赤、白芍各10g。

服上方半月后，心悸、烘热、自汗稍有好转，但睡眠仍不好，且心烦、耳鸣。在上方基础上加：百合20g，生龙骨20g，生牡蛎20g，白果10g。以后均在上方基础上酌情增减，服用2个月后，病情明显好转。

按语：本案例属更年期脏躁证。患者一年来，由于情绪波动，性情急躁、易怒等，致使肝气郁结，失于条达，影响脾之健运，久则心伤血虚，心火上亢，影响神志，发为脏躁证。故出现心烦不宁、头晕、烘热汗出等一系列更年期症状、治疗则以甘润滋补之品，以达舒肝健脾、养心安神之目的。

病例三

田某，女，54岁，高级工程师。初诊日期：2020年10月2日。患者一年半前曾因失眠、头晕、全身乏力、胃脘不适，在院住院治疗，经中药、按摩、针灸治疗9个月，症状好转出院。出院后一直坚持口服中药，原有症状仍时有反复。20多天前，患者出现胃脘不适，逐日加重，恶心、呕吐，吐出物为泡沫痰涎，纳少，并有烘热汗出，头晕乏力，时发四肢抖动。大便不成形，每日1~2次。睡眠差，舌质淡，苔薄白，脉沉细。患者13岁月经初潮，周期30天，带经7天，血量中等，颜色正常，无血块，经行时腰腹稍有不适。末次月经2019年10

月。现已断经1年。孕4产2，人工流产2次。妇科检查未见异常。

诊断：更年期综合征（脾肾两虚）。

治法：温肾健脾。

处方：二仙汤加减。淫羊藿10g，仙茅10g，郁金10g，枳壳6g，炒白术10g，茯苓12g，陈皮10g，荷梗10g，丹参10g，盐知、柏各10g。

服用上方约半月后，双手抖动好转，但恶心、呕吐，痰涎不减。舌质淡、苔白，脉沉细无力。改服导痰汤治疗：半夏10g，胆南星10g，枳实10g，茯苓10g，橘红10g，甘草5g，生姜10g。

服用上方14剂后，患者自感痰涎减少，但仍时有恶心，胸闷发堵。舌质淡、苔薄白，脉沉细。上方加用炒莱菔子10g，砂仁5g。此后患者基本服用上方，时酌有增减，2个月后，患者痊愈出院。

按语：本案例属于脾肾不足，脾不运化水湿。经断之年，不仅肾气渐衰，而脾胃功能亦较为衰弱。所以，在此阶段极易出现一系列消化系统的症状。患者胃脘不适，纳食少，大便不成形等是由于脾不健运所致。恶心、呕吐痰涎，为脾阳虚，不能运化水湿，湿浊上逆所致。治疗则采用温肾健脾为主。

病例四

李某，女，47岁。初诊日期：2014年12月31日。既往月经规律，周期28～31天，带经7天，痛经明显，末次月经2013年9月4日。患者1986年因子宫腺肌症、子宫内膜异位症用内美通治疗，2007—2009年之间曾3次行试管婴儿手术，均未成功，未曾生育。最近体检B超无明显异常，心血管检查正常。患者现时感烘热，汗出，心烦易怒，头晕，睡眠尚可，畏寒怕冷，腰酸困，舌质淡暗，脉沉细。

西医诊断：绝经期综合征。

中医诊断：绝经前后诸症（脾肾阳虚）。

治法：温肾扶阳，兼护肾阴。

处方：巴戟肉 10g，淫羊藿 10g，盐知、柏各 10g，当归 20g，白芍 10g，熟地黄 20g，山茱萸 10g，紫河车 10g，合欢皮 10g，益母草 20g，墨旱莲 10g。7 剂。

上方为主方，根据病情变化略加减 1 ~ 2 味药物，患者共坚持服药治疗 3 个月，终述诸症渐缓。

按语：此患者病为绝经期综合征，故以二仙汤合知柏地黄丸抑制卵巢功能，补肾阳、降相火，缓缓服用而收功。

第二节

卵巢病证治

一、卵巢早衰证治

卵巢早衰是一种由多病因导致的卵巢功能提前衰退性疾病，属于妇科常见病和疑难病。因其可导致月经失调、性器官萎缩、不孕不育等，对年轻女性的生理和心理都带来极大的痛苦，目前西医治疗该病主要采用激素替代疗法。传统中医没有"卵巢早衰"这个病名，但根据临床症状本病归属于"月经量少""月经后期""闭经""不孕""经断前后诸症"范畴。对本病的认识，多从"女子以血为用"出发，凡影响经血产生及排泄的因素均可作为病因，常分虚实两种。许老认为卵巢早衰的产生肾虚是根本，与肝脾关系尤为密切，治疗以补肾为主，攻补兼施，调整脏腑，分期施治。

（一）辨证论治经验

1. 补肾为本

卵巢早衰主要表现为月经的异常、性机能及生育能力的减退，而中医认为肾为经孕之本。从女性生理来看，女子月经来潮必须是在女性生殖器官发育成熟的前提下，卵巢发育成熟才能按月排出成熟的卵子，两精相合才能受孕，因此卵巢早衰的产生肾虚是根本。肾阴是月经的物质基础，而肾阳起温煦和推动作用，肾阴虚则月经缺乏物质基础，肾阳虚则月经失于温煦及动力，故许老认为补肾法应贯穿卵巢早衰治疗的始终。补肾法是以肾为中心，以肾阴阳转化为依据，立足于整体辨证，平衡肾之阴阳，促进天癸充盛，恢复冲任、胞宫的正常功能，改善卵巢节律，从而达到治愈妇科疾病的目的。补肾当区分温肾阳和滋肾阴。肾阳虚是指肾中阳气不足，常见肢体畏寒、精神萎靡、腰酸耳鸣、腰痛而凉、四肢冰凉、性欲低下、小便清长、大便稀薄、舌淡苔白等症状，治以温补肾阳为主，常用药为鹿茸蜡片、鹿血、紫河车、淫羊藿、仙茅、巴戟天、补骨脂、益智仁、紫石英、阳起石等。肾阴虚是指肾中阴液亏损，常见腰膝酸软、头晕耳鸣、口干舌燥、心烦易怒、手脚心热、四肢乏力、尿黄便干、舌红少苔、脉细数等症状，治以滋肾填精为主，常用药为女贞子、何首乌、地黄、龟甲、鳖甲、枸杞、山茱萸等。然而肾阴肾阳互根互用，临床阴阳俱不足者亦不少见，治疗时宜调整阴阳，遵循"阴中求阳、阳中求阴"的原则，用药既要有偏重又需兼顾阴阳，补阳不伤阴，滋阴不碍阳。

2. 肝肾同调

肝肾关系密切，生理病理休戚相关。首先肝肾同源，肝肾的结构和功能虽有差异，但二者起源相同，在先天肝肾同源于生殖之精，在后天肝肾同受肾所藏的先后天综合之精充养。其次肝主疏泄、肾主闭藏，二者之间存在着相互为用、相互制约的关系，肝气疏泄有度则肾气闭藏开合得宜，肾气闭藏又可约束肝气疏泄太过与不及。疏泄与闭藏相反相成，从而调节女子月经来潮和排卵的功能。许老对多种妇科疾患的治疗注重肝肾同调。肝血虚亏、肝肾不足者常见月经量偏少，色淡或淡红，多伴脱发、月经周期常后延或闭经，出现头晕耳鸣、腰膝酸软等症状，治以养血柔肝为主，常用药为地黄、当归、白芍、沙参、枸杞子等；肝气郁滞、肝阳上亢者常见胸闷嗳气、胁痛不舒、乳胀痛经、烦躁易怒，甚者伴头痛目眩、面赤耳鸣等症状，治以疏肝解郁、平肝潜阳为主，常用药为柴胡、香橼、香附、郁金、川楝子、玫瑰花、炒麦芽、天麻、钩藤、珍珠母、石决明、代赭石等。

3. 脾肾兼顾

妇女以血为本，月经、孕胎、哺乳均以血为用，血的生成，不但要有水谷精微作为物质基础，还需依赖脾气运化。脾运化功能失调，则气血生化乏源，血海空虚而致月经后期、月经量少、闭经、不孕等。脾失健运、饮食水谷不化，停聚体内为痰为饮，阻碍气机而致经带诸病。此外脾统诸经之血，使之正常运行而不溢于脉外，若脾气亏虚、统摄无权则导致月事紊乱、崩漏、胎漏等。许老反复教导肾为先天，脾为后天，肾非后天之气不能生，脾非先天之气不能化。脾失健运则气血生化不足，不能滋养肝肾，冲任失充，血海遂枯则月事不行，故临证时常从肾论治兼顾脾胃。脾肾同病者多表现为经闭迁延日久，病体肥胖，或有浮肿、胸满痰多、神疲倦怠、怕冷、头晕目眩、腰背酸痛、性欲淡漠、大便黏滞或稀溏、月经稀发或周期失调，漏下不止等，治以补肾健脾为主，常用药为鹿角霜、白术、党参、茯苓、山药、生黄芪、当归、半夏、炒枳壳、石菖蒲等。

4.分期施治

许老潜心钻研中医，但对西医也毫不懈怠，针对卵巢早衰常结合妇科 B 超、女性激素水平、基础体温（BBT）测定进行分期治疗。

卵巢早衰的患者初诊多表现为闭经、子宫内膜偏薄、BBT 单相等，故常将其归于卵泡期，认为本期的生理特点以阴精不足为主，临床多以"滋肾填精、调养气血"为主，血室逐渐蓄积恢复，卵泡才得以生长。常用药物如调冲方（验方），熟地黄、紫河车、鹿血、鹿茸蜡片、淫羊藿、菟丝子、巴戟天、当归、炒白术、制何首乌、山茱萸、枸杞子、女贞子、阿胶（烊化）等。

当卵泡发育成熟，BBT 下降后随即上升，此期为排卵期即经间期，常见白带量增多且呈拉丝状或蛋清样，偶伴小腹隐痛等，许润三认为此期的生理特点是"重阴转阳"，是月经周期阴阳反转的重要时期。此期肾之阴精蓄积到一定程度阴精充沛，气血充盛，重阴转阳，主张在补肾壮阳的基础上稍佐理气活血之药以促进排卵，常用淫羊藿、紫河车、女贞子、当归、枸杞子、鸡血藤、赤芍、香附、桃仁、红花、川芎、泽兰、炒枳壳、桂枝、威灵仙等。

BBT 上升平稳后，即进入经前期，本期的生理特点是"重阳"，经间期以后阳气逐渐增长，达到"重阳"的状态，临床治疗应以温补肾阳为主，兼引血下行，常用药物如仙茅、淫羊藿、菟丝子、杜仲、续断、巴戟天、枸杞子、何首乌、丹参、益母草、川牛膝、香附等，从而为月经期打下良好的基础。

随着 BBT 下降进入月经期，此期一般持续 5 ~ 7 天，其生理特点是"重阳必阴"，即肾中的阳气增长到一定程度而转化为阴精，在阳气的推动下促使胞宫由贮藏转为散泻，经血由子宫而下，气随血泻而气血暂虚，他主张以疏肝理气、活血调经为主，但忌用破血药，以免动血伤血，常用药如地黄、芍药、菟丝子、枸杞子、当归、川芎、鸡血藤、益母草、红花等兼补肾气，使月经顺利而下。

5.用药特点

对于卵巢早衰的治疗，许老主张虚证填精养血燮理阴阳，调补冲任；实证调理气血化痰祛瘀，凡大苦大寒或辛热温燥之品皆当慎用，多用甘温咸润柔养之剂。认为单纯的气滞血瘀一般不会引起闭经，只有在肾虚的前提下，受外因影响方能形成闭经，故理气活血通经只能作为治疗过程的一种手段，而调整卵巢功能、促进排卵需以补肾为根本，贯穿于疾病治疗始终。许老钟情于血肉有情之品，诸如紫河车、鹿茸蜡片、鹿血、阿胶之类，认为此类药物对于子宫内膜的生长、卵泡的发育有良效，非金石草木药可比。方中常配伍小剂量羌活，认为其有通导督脉的作用，配伍益母草、炒枳壳、炒白术可促进子宫收缩，配伍威灵仙、桂枝可松解粘连促进卵子排出，配伍香附、益母草、川牛膝可因势利导，引血入胞宫，促进月经来潮，并亦常嘱患者配合西红花煎水代茶饮或三七粉适量冲服养血活血。

（二）治验病案举例

病例一

沈某，女，38 岁，因月经不能自行来潮 2 年，停经半年而就诊。患者因婚姻破裂，精神受挫，致使月经逐渐错后，近 1 年月经不能自行来潮，开始用黄体酮可促经，近半年用黄体酮亦无效。患者面部潮热，性情急躁，曾请几位老中医治疗，均因"上火"而放弃。就诊时见其颧红，脉弦，内分泌检查促卵泡素（FSH）升高，雌／雄激素比例降低。

西医诊断：卵巢早衰。

中医诊断：闭经。

辨证：肝郁肾虚。

治法：补肾调肝，调理冲任。

处方：四逆散加味。柴胡 10g，枳实 10g，赤芍 10g，生甘草 10g，丝瓜络 15g，薄荷 10g，青蒿 10g。

二诊：燥热减，原方加丹参 30g，当归 10g，桃仁 10g。继服 7 剂，患者述白带增多，拉丝度长，排卵已出现，改以调冲方调补肝肾，服药 14 剂，月经来潮，量色正常，带经 6 天。

按语：患者的闭经有明显的情志因素，因情志不舒，郁而化热，肝经郁热阻滞冲任，血海不能充盈所致，参考患者曾用黄体酮而月经不能来潮，说明子宫内膜极薄，不应通经，故给予四逆散加丝瓜络宣通瘀滞；薄荷、青蒿清热舒郁，7 剂药后，述燥热症状减轻，原方加丹参、当归、桃仁活血化瘀，促排卵，很快取效。之后以补肾调肝治本。

小结：许老治疗卵巢早衰一般以补肾调肝为主，多选用自拟方调冲方加减。

二、多囊卵巢综合征证治

多囊卵巢综合征是一种以内分泌紊乱为主，多种代谢异常导致的临床综合征。病程较长，病因复杂，治疗难度大，见效缓慢，故属于中医的疑难病症。由于本病系不排卵或稀发排卵，故临床表现既可见闭经，也可见功血，归属于中医的"闭经""崩漏""月经后期""月经量少"等范畴。

（一）辨证论治经验

1. 发病机制

肾虚为本，痰湿为表，虚实夹杂是其主要发病机制。多囊卵巢综合征主要证候是闭经，常伴有肥胖，许老认为主要病源于肾虚。治疗上要通过补肾调经，达到调整卵巢功能，促进排卵，恢复正常月经的目的。至于肥胖，中医辨证虽多属于痰湿内停，但单纯的痰湿内停是不足以引起闭经的，必须在有肾虚的前提下，方可导致多囊卵巢综合征的发生。而肾虚可因患者体质的不同，或以肾气虚为主，或以肾阳虚为主。痰湿既可以是在肾虚基础上的病理产物，又可以是致病的因素。故多囊卵巢综合征的病机是肾虚为本，夹有痰湿的虚实兼杂证。

2. 补肾更重视温补肾阳以治本

许老认为，多囊卵巢综合征的患者虽以肾虚为本，但更多的是以肾阳不足为主。故选方用药偏以温补肾阳，温化痰湿。因阳气属于人体的生发之气，是人体功能活动的原动力。阳气充沛，气血调达，人的机能活动才能得以正常运行。而具体到女性，也只有阳气旺盛，其月经、生育功能才能正常。反之，若阳气虚衰，除可出现人体的机能衰退，还可引起因虚致瘀、因虚致痰、因虚致湿的病理产物的生成。故温补肾阳之法，在治疗多囊卵巢综合征的中显得尤为重要。

（二）辨证分型

1. 肾虚痰湿型

肾主生殖，为先天之本。先天禀赋不足，或房事失度，损伤肾气，肾虚，不能温阳化水，水湿凝聚，化为痰湿。痰湿阻滞于胞宫胞脉，故致经闭不行、不孕。症见婚久不孕，经期延后或闭经，月经量少、色淡黯、质黏腻，形体肥胖，或晨起咽中有痰，难咯出，腰骶酸痛乏力，下肢肿胀，畏寒怕冷，食欲不佳，大便溏稀，或不爽，舌质淡、边有齿痕、苔白腻，脉沉细。

处方：鹿角霜饮。鹿角霜 15g，续断 30g，菟丝子 30g，巴戟天 10g，当归 10g，赤芍 15g，白芥子 10g，制南星 6g，羌活 6g，枳壳 15g，益母草 15g。

方解：鹿角霜温肾助阳，通络祛痰；续断、菟丝子、巴戟天补益肾气；当归、赤芍养血活血；白芥子、制南星温化痰湿；羌活理气通络；

枳壳、益母草理气活血通经。

临证加减： 若患者肥胖，大便不爽或秘结者，加荷叶 15g，生山楂 15g 消壅去脂；若患者四肢肿胀明显者，加生黄芪 30g，茯苓 50g，泽泻 10g 益气健脾利水。

2. 脾肾阳虚型

肾为先天之本，脾为后天之本。若摄生不慎，感受寒邪，或房劳过度，或饮食劳倦，损伤脾肾阳气，冲任虚寒，故致闭经、不孕。症见婚后不孕，月经后期、量少、色淡、质稀、面色不华，精神疲惫，形寒肢冷，带下清稀如水，纳差，便溏，夜尿频，舌质淡、苔白润，脉沉细无力。

处方： 温补脾肾调经方。淫羊藿 15g，仙茅 6g，紫河车 10g，枸杞子 15g，女贞子 15g，生黄芪 30g，当归 10g，白芍 15g，香附 10g，益母草 15g。

方解： 淫羊藿、仙茅温补肾阳以补先天；紫河车、枸杞子、女贞子滋补肾精；生黄芪健脾益气；当归、白芍养血调经；香附、益母草理气活血通经。

临证加减： 若患者形寒肢冷明显者，加桂枝以温经散寒；若小腹冷痛者，加艾叶、乌药以暖宫止痛；若大便溏泄甚者，加补骨脂、炒白术以温肾健脾止泻。

3. 肝经湿热型

肝主疏泄，藏精血，性喜条达。若七情不遂，疏泄失常，肝郁化热，横克脾土，脾失健运，水湿内生，湿热蕴结，阻滞冲任，故致月经紊乱、不孕。症见婚后难孕，月经紊乱，或经闭不行，或经血非时而下，淋漓不净、色黯红、质稠，形体壮实，毛发浓密，面部或背部痤疮明显，心烦易怒，胸胁胀痛，口苦口干，大便秘结，舌质红、苔黄腻，脉弦滑。

处方： 丹栀逍遥散加减。牡丹皮 10g，栀子 3g，柴胡 10g，当归 15g，赤、白芍各 15g，茯苓 30g，生白术 30g，黄精 20g，女贞子 30g，生何首乌 25g，龙胆草 6g，生牛膝 15g。

方解： 牡丹皮、栀子、龙胆草清泻肝经湿热；当归、赤芍、白芍养血活血调经；茯苓、白术健脾利湿，黄精、女贞子、生何首乌补益肝肾以调经之本；生牛膝活血通经，引诸药下行。

临证加减： 若痤疮明显者，加生薏苡仁30g，苦参10g；若胰岛素抵抗者，加丹参30g，黄连2g；大便秘结者，加桃仁15g，大黄6g。

另外，在选方用药上，温补肾阳之品，许老喜用二仙及巴戟天。二仙，即仙茅、淫羊藿，二药禀性辛温，专壮肾阳；巴戟天，温而不燥，补阳之中又具补阴之性，许老认为三药合用可大补肾阳，以促使下丘脑—垂体—卵巢轴功能的恢复。滋补肾阴，许老首选血肉有情之品，如紫河车、鹿角胶，二药补肾填精，以促进子宫发育。此外菟丝子、黄精、女贞子、制何首乌、枸杞子也是许老常用的补肾益气助阳的药物。补气之品，许老擅用生黄芪。许老认为生黄芪味甘、性温，是一味最常用的补气药，且补气之中能升提清阳，还有行滞之功，故生黄芪补中能升，补中能降，一药多功。祛痰之品，许老喜用白芥子、制南星、清半夏。许老认为，多囊卵巢综合征患者的痰邪为患属于湿痰，故选用的白芥子、制南星、清半夏都具有温化痰湿的功效。但是祛痰只是治其标，更要结合患者的具体症候，或补肾祛痰，或健脾祛痰。多囊卵巢综合征的患者若面部痤疮明显，形体壮实、多毛便秘为主，当以疏肝清利湿热为主，但是还应佐以补肾。

（三）治验病案举例

病例一

程某，女，32岁。初诊日期：2018年3月7日。患者月经17岁初潮，第1次月经后即停经半年，后行经一次，以后不能自行来月经。2015—2017年分别在外院用倍美力加甲羟孕酮做人工周期3次，每次均做3个月，用药期间月经规律，量多，带经7天。但停药后则闭经。末次月经：2017年12月5日，系肌注黄体酮3天后来潮。现已3个月未行经，白带很少，晨起喉中有痰，色白，难咯出，下肢肿胀不适，食纳正常，大便不爽，日1～2次。舌质正常，苔白腻，脉沉细。近1年体重增加12kg。

查体：尿妊娠试验阴性。2017年12月8日性激素测定：E2：123.10pmol/L，FSH：6.3mIU/ml，LH：15.3mIU/ml，T：2.9nmol/L，PRL：304.00mIU/L；5天前盆腔B超：子宫偏小，内膜厚9mm，双侧卵巢增大，呈多囊样改变。

西医诊断：多囊卵巢综合征。

中医诊断：月经后期。

辨证：肾虚痰湿，冲任阻滞。

治法：温肾助阳，化痰通经。

处方：栝蒌根散加味。桂枝15g，桃仁10g，土鳖虫10g，赤、白芍各15g，天花粉15g，生牛膝10g，淫羊藿15g。7剂，水煎服。

二诊：治疗10天后，月经来潮，量偏少，色正常，痛经不明显，带经5天干净。月经干净后以鹿角霜饮为基础方。

处方：鹿角霜15g，续断30g，菟丝子30g，黄精20g，当归10g，赤芍15g，白芥子10g，制南星6g，羌活6g，枳壳15g，益母草15g。连服30天。

患者月经来潮，但自觉白带增多，轻度小腹不适，初诊方去牛膝、淫羊藿，加当归10g，制香附10g，益母草15g，7剂，8天后月经来潮，量较上次增多，有血块，经行第一天腹痛明显，带经8天净。月经干净后再服鹿角霜饮。如此治疗4个月后，体重每月减3kg，月经开始恢复正常。周期37～42天一行，量色正常，轻度痛经。

病例二

束某，女，23岁。初诊日期：2019年5月20日。患者12岁月经初潮，初潮后5年内月经规律。17岁时因高考，学习紧张，情绪波动大，易焦虑烦躁，月经开始不规律，或经闭不行数月，或经血非时而下，量时多时少、淋漓不断、色黯红、质黏、有血块，未行系统的检查和治疗。现阴道流血18天，色鲜红，量多少不定，近2天有增多的趋势，血块不多，无腹痛。面部及后背痤疮明显，色红，脓头明显，形体壮实，烦躁易怒，口渴口苦，大便干结，3～4天1次。舌质红、苔黄腻，脉弦滑有力。

辅助检查：5天前查性激素：E2：101.10pmol/L，FSH：4.5mIU/mL，LH：16.9mIU/mL，T：2.78nmol/L，PRL：124.00mIU/L；盆腔B超：子宫53mm×35mm×32mm，内膜4mm，左卵巢39mm×25mm，右卵巢37mm×28mm，左侧卵巢每切面卵泡数目12个，右侧卵巢每切面卵泡数目10个。

西医诊断：多囊卵巢综合征。

中医诊断：崩漏。

辨证：肝经湿热证。

治法：清利肝胆湿热，调经固冲。

处方：犀角地黄汤加味。水牛角粉（包煎）15g，牡丹皮10g，赤芍30g，生地黄25g，茜草10g，乌贼骨30g。5剂，水煎服。

二诊：服药4天阴道出血干净。面部痤疮减轻，大便通畅，每日1～2次。月经干净后以丹栀逍遥散加减。

处方：丹栀逍遥散加减。丹皮10g，栀子3g，柴胡6g，当归15g，赤、白芍各30g，茯苓30g，生白术30g，淫羊藿30g，生地黄20g，女贞子30g，丹参30g，皂角刺10g，益母草15g。

化裁治疗6个月后，月经周期35～45天，量色正常，带经6天净。面部及后背痤疮明显改善。2020年3月因先兆流产在门诊保胎治疗，2020年10月剖宫产一男婴。

按语：多囊卵巢综合征属妇科的疑难杂症。由于本病系不排卵或稀发排卵，故临床表现既可见闭经，也可见崩漏。辨证上许老认为无论是经闭不行，还是经血淋漓不尽，均源于肾虚。结合多囊卵巢综合征的症状特点，如闭经、肥胖、多毛、痤疮等，中医辨证除以肾虚为本外，还可兼痰湿、脾虚、肝经湿热证。其中肾虚痰湿证在临床上最为多见。许老认为痰湿为标，它既可以是有形之邪，如患者有喉中痰多、色白、难咯出；也可以是无形之痰，如患者肥胖等。

治疗上许老提出应牢牢抓住"肾虚"这一主线，或补肾以除痰；或补肾以健脾；或清利肝胆湿热，佐以补肾。同时还要参照西医学的检查手段，根据患者的具体情况，或先治其标，再治其本；或标本兼治，或攻补兼施。如病例一患者，初潮迟，月经一直稀发，形体肥胖，晨起喉中痰多，辨证属于肾虚痰湿证，当以补肾祛痰，但由于患者3月未行经，B超示子宫内膜偏厚，许老认为当因势利导，促其内膜脱落，使月经来潮，故选用栝蒌根散加味，活血通经，转经后施以鹿角霜饮。病例二表现为阴道流血不止，量多少不定，故当止血为先，用犀角地黄汤加味。血止后，再以丹栀逍遥散加减清利肝胆湿热为主，佐以补肾治其本。

治疗中许老指出要注意观察患者服药后的反应，及时调整治疗大法。闭经的患者多数表现为白带少，无腹痛。若服药期间出现白带增多，小腹坠痛，往往是药物奏效的反应，预示着月经即将来潮，此时，应因势利导，加用活血通经之品，促使月经来潮。

多囊卵巢综合征属于疑难杂症，病情复杂多变，一法一方难以获效。需中衷参西，仔细分辨，只有辨证准确，用药精当，方可获效。

三、卵巢囊肿证治

卵巢囊肿是妇科临床常见病、多发病，是卵巢良性肿瘤的一种，约占卵巢肿瘤的90%，多呈囊性。卵巢囊肿可发生于任何年龄，尤其常见于30~50岁的妇女，发病率占生育期妇女的5%。卵巢囊肿虽然自觉症状较轻，发展缓慢，早期多无症状，多在妇科检查时偶然发现，但随着囊肿的逐渐增大，患者常出现下腹胀痛、白带异味、月经紊乱等症状，会影响妇女的健康和生育。约 10% 的卵巢囊肿会并发蒂扭转，并可在一定诱因下发生破裂、与腹膜广泛粘连、继发感染等并发症，给女性的身心健康带来很大的威胁。

（一）辨证论治经验

许老认为，卵巢囊肿属中医"癥瘕""肠覃"等范畴，其发生是由于妇女在经期或产后，或人流术后，忽视调养，或因七情所伤，或因六淫外邪内侵，致使肝脾等脏腑功能失调，湿浊、痰饮、癖血阻滞胞脉，蓄积日久，形成卵巢囊肿。

（二）治验病案举例

张某某，女，26 岁。初诊日期：2017 年 6 月 11 日。患者双卵巢囊肿 2 年余。2 年前因下腹部疼痛，于西医院检查腹部 B 超显示：左侧卵巢囊肿 3 厘米 ×4 厘米，右侧卵巢囊肿 6 厘米 ×7 厘米，建议手术治疗。患者不愿意手术，想服中药治疗。经人介绍来我院诊治，现觉少腹部隐痛，疼痛拒按，月经错后 7 天，平时易着急生气，末次月经 2017 年 5 月 14 日，量少，6 天净，舌质紫暗，苔厚而干，脉沉细。

西医诊断：双卵巢囊肿。

中医诊断：癥瘕。

辨证：气滞血瘀型。

治法：活血破瘀，散结消癥。

处方：桂枝 30g，桃仁 10g，茯苓 30g，丹参 30g，赤芍 20g，三棱 10g，莪术 30g，生黄芪 30g，鸡内金 30g，夏枯草 15g，黄芩 10g。14 剂。

患者服上方 14 剂后，少腹痛明显好转，又加减服用 3 月后复查腹部 B 超：左侧未发现卵巢囊肿，右侧卵巢囊肿 4 厘米 ×3.6 厘米。患者非常高兴，又继续服药 2 月余，自觉无不适，复查腹部 B 超，双侧未见卵巢囊肿。

按语： 患者年轻女性，因平时爱着急生气，日积月累，引起气血不畅，瘀血集结，故小腹有包块，积块坚硬，固定不移，疼痛拒按，瘀阻冲任，甚则血不归经，故经期错后，舌质紫暗、苔厚而干，脉沉细，为血瘀之证。方中桂枝温通血脉，赤芍行血中之滞以开郁结，茯苓淡渗以利行血，与桂枝同用，能入阴通阳，丹参、桃仁、三棱、莪术、夏枯草破瘀散结消癥。全方共用，使患者腹痛愈，卵巢囊肿消失。

四、子宫腺肌症证治

子宫腺肌症是指子宫内膜向肌层良性侵润，并在其中弥漫性生长而引起的一种妇科疾病。好发于 30 ～ 50 岁的经产妇女，患者多有经、孕、产、乳，甚至多次人流或其他宫腔操作史。临床表现为痛经，月经过多及因此而产生的相应并发症，如不孕、贫血，等等。

（一）辨证论治经验

许老认为，本病的发生在于多次的孕堕或宫腔操作，损伤了肾气，使冲任、胞宫气血不调，导致气虚不摄，此为发病之本；胞宫功能受损，经血不循常道，变成离经之血，离经之血蓄积胞宫，日久形成胞宫癥痕之症，此为发病之因。因血瘀阻滞而有不通则痛之症；因肾气亏损，气血不足而摄血无常而有月经量多。从而本病的绝大多数表现为痛经和月经量多。且检查可有子宫增大，质地较硬，B 超和磁共振成像可见密度不均的团块影像等征象，均符合中医的血瘀顽症"癥痕"之范围。所以，本病病位：胞宫；病性：虚实夹杂；病机：肾气不固，气虚血瘀；病证：胞宫癥痕。虽然病变顽固，但因主症、病因病机及病位相对较单纯，所以在治疗方面，既要以活血化瘀为原则，又要针对瘀血形成的原因及虚实的不同，予以兼顾。

许老自拟的内异煎在治疗子宫肌腺症患者改善痛经和月经过多这两大主要症状有着明显的疗效。因此，在临床实践的基础上，根据本病的病因病机，拟法补肾益气，活血散结，精选药物组方，方中用活血化瘀散结药为君药治疗发病之因血瘀癥瘕；益气升提补肾药物为臣药治发病之本；方证对应，与病机丝丝相扣，故能很好地改善临床痛经和月经过多两大症状。本方的使用旨在用传统中医药方法，辨证论治，从改善症状入手，按照中医治疗疾病的理法、方、药——对应的原则组方，从而保证取得疗效可靠。对于患有本病，但要求保留子宫和有生育愿望的妇女，能明显改善症状，提高生活质量；而对于接近绝经期的妇女，则可以帮助他们顺利过渡到绝经，达到治疗本病的目的。

（二）治验病案举例

王某，女，39岁。初诊日期：2020年12月1日。痛经伴呕吐2年余。2年前因月经来潮时疼痛难忍，需要服止痛药，于当地西医院就诊，检查腹部B超：子宫大小10.7厘米×9.5厘米×7.5厘米，子宫腺肌瘤6厘米×5厘米×5厘米，西医建议手术治疗，患者不愿摘除子宫，想服中药保守治疗，于是慕名来许老处诊治。自觉月经前1天腹疼明显，伴呕吐，烦躁易怒，时欲太息，脘腹胀满，大便偏干，舌紫暗、苔薄淡黄，脉弦细。

西医诊断：子宫腺肌症。

中医诊断：妇人腹疼（癥瘕）。

辨证：气滞血瘀型。

治法：行气活血，化瘀散结止痛。

处方：许老自拟散结止痛经验方。生黄芪60g，赤芍12g，川芎12g，莪术30g，三七粉（冲）3g，全蝎10g，蜈蚣5条，陈皮10g，生姜10g。7剂。

二诊：服上方7剂后，自觉心情较前好转，大便正常，腹胀减轻，加减上方继服到月经来潮，疼痛明显减轻，无须服止痛药，有轻微呕吐症状，继服2月后，无明显不适，复查B超子宫腺肌瘤3厘米×2厘米×2厘米。

按语：患者中年女性，平日里烦躁易怒，时有太息，引起肝失条达，气滞血瘀，血行不畅，冲任阻滞，不通则痛，肝脉不舒，气机不利，则烦躁易怒，时欲太息，肝郁克脾，脾失健运，则脘腹胀满。伴有呕吐，舌紫暗、苔薄淡黄，脉弦细，为气滞血瘀之证。方中赤芍、川芎养血活血化瘀，生黄芪、莪术、三七粉行气活血止痛，全蝎、蜈蚣破血散结止痛，生姜、陈皮温中健脾止呕。全方行气活血，化瘀散结止痛，使气长瘀消而痛自除。

五、子宫内膜异位症证治

子宫内膜异位症是妇科常见病、多发病，亦是疑难病之一。顾名思义，就是子宫内膜长在了异常的位置上。西医的解释：有活性的内膜细胞种植在子宫内膜以外的位置而导致的一种女性常见的妇科疾病。内膜细胞本来待的地方就在子宫腔内，但是由于子宫腔与盆腔通过输卵管相通着，使内膜细胞经由输卵管进入盆腔异位生长成为可能。如果置之不管，本病只会发展得越来越严重，它主要的病理变化为异位内膜周期性出血及其周围组织纤维化，继而形成异位结节，还有痛经、慢性盆腔痛、性交疼痛、月经异常以及不孕等症状。80% 的子宫内膜异位症患者有痛经的症状，主要是渐进性的痛经，也就是说从经前数天就发生小腹疼痛，并且随着经期的临近逐步加重，尤其在月经第一天疼痛难忍，月经结束后或会消失。有痛经的女性自己可以判断一下，如果你的痛经是这个样子的，就要注意一下是否有子宫内膜异位症。月经异常也可以作为子宫内膜异位症的诊断参考，可能因为内膜增多所致，所以多数伴有卵巢功能失调，月经量往往会增多，经期会延长，但是造成月经异常的情况有很多，因此在鉴别诊断当中是没有价值的。还有一项调查显示，在不孕的妇女当中，有 15% ~ 30% 的人患有子宫内膜异位症，而在子宫内膜异位症的患者中，不孕的占了 40% ~ 50%。因此，临床上认为子宫内膜异位症是导致不孕的主要原因之一。

近年来，该病的发病率在世界范围内有逐渐上升的趋势。还有报道称，该病的手术占了妇科手术的50%，引起了医学界的广泛重视。

（一）辨证论治经验

近年来中医药对子宫内膜异位症的治疗已有长足的进步，可以从以下这些方面体现出来：从单纯以血瘀立论到注重从肾论治在本病发生发展中的作用；治疗从单一的活血，到补肾活血、清热活血、痰瘀分消、通腑活血等。治疗方法也从辨证论治到周期治疗、中西医结合治疗、综合治疗等，使得该病的疗效获得显著提高。

但也要考虑到中医药治疗的不足之处，由于本病疗程较长，药性猛烈的药物久用很容易损伤正气，常使患者难以坚持治疗，或反而使病情加重。因此，许老在治疗此病的时候，也是以活血化瘀法贯穿始终，同时不忘扶正，并根据患者的年龄、体质、月经、症状以及内膜异位的不同部位，因人而异，选方用药，避免了一味攻伐所带来的不良反应。

对于体质好、月经规律，以腹痛为主的患者，始终以活血化瘀止痛为主，并在活血化瘀的药中加补气扶正之品，这样就有减轻久用攻伐药物而耗伤气血的作用。临床上许老经常选用生黄芪补气行滞，并能提高自身的抗病能力。为什么要加补气扶正的药物呢，因为许老认为气愈虚则血愈滞，一味攻伐反而欲速不达。

对于月经提前、量多，形体消瘦的患者，许老一般以消瘰丸加味。这个方子清热止血、软坚散结，可抑制子宫内膜生长并调整月经，减少出血，软化结节。若是患者体胖，是虚寒的体质，许老会选用桂枝茯苓丸温通化瘀，再加三棱、莪术增强活血化瘀的作用。

对于巧克力囊肿患者，许老一般在上述辨证基础上加王不留行、穿山甲、路路通等活血通透之品。

若是患者年龄接近更年期，许老就会以知柏地黄丸与上面几个方子合用，因为知柏地黄丸有抑制卵巢功能的作用，能促进患者早日绝经。

总之，子宫内膜异位症属于临床疑难疾病，治疗需要根据个体差异处方用药，治疗过程中应嘱患者必须坚持服药，一般 3 个月经周期为一个基本疗程。

（二）治验病案举例

病例一

田某，女，36 岁。初诊日期：2018 年 10 月 26 日。经期右腹股沟痛 3 天，月经中期下腹痛 1 天。既往月经规律，月经初潮 14 岁，经期无明显腹痛。2015 年 6 月因急腹症行右卵巢巧克力囊肿剔除术，术后半年出现经期右腹股沟疼痛，需服止痛片，难以正常工作。今年又出现月经中期下腹部剧痛，持续 2 周左右。2018 年盆腔 CT 示：右腹股沟包块。同年盆腔 B 超示：子宫增大，点状回声，左卵巢囊肿 4cm×4.2cm。考虑子宫肌腺症、左卵巢囊肿。末次月经 2018 年 9 月 21 日。患者体瘦，脉细弱。

西医诊断：子宫内膜异位症，子宫肌腺症，左卵巢囊肿（巧克力囊肿？）。

中医诊断：妇人腹痛（气滞血瘀），癥瘕（气滞血瘀）。

治法：理气活血，软坚散结。

处方：玄参 10g，贝母 10g，生牡蛎（另煎）25g，三棱 10g，莪术 10g，海藻 10g，昆布 10g，夏枯草 10g，鸡内金 10g。

患者共接受 5 个月治疗，平时中药以上方为主，月经前期改服活血化瘀止痛方：党参 15g，赤芍 12g，川芎 12g，莪术 10g，葛根 10g，三七粉（冲）3g，血竭粉（冲）1.5g。

经期服用：生黄芪 50g，当归 30g，丹参 30g，附片 10g，三七粉（冲）3g，血竭粉（冲）1.5g。

经治疗，患者第 2 次月经即感右下腹疼痛明显减轻，至第 5 次月经时疼痛已完全消失。月经中期下腹痛亦逐渐减轻，疼痛一般持续几小时至1天。2019年10月15日复查盆腔B超示：子宫大小正常，回声不均，左侧囊肿缩至2cm×2.7cm。

按语： 对于子宫内膜异位症、子宫肌腺症的治疗，一般以活血化瘀为主，但许老考虑患者病程较长，身体瘦弱，若直接攻逐难以使结节吸收消散，反易耗伤气血。故首以消瘰丸加海藻、昆布、夏枯草、鸡内金软坚散结为主，软化结节，配以三棱、莪术活血化瘀消癥。月经前期及经期则以活血化瘀止痛为主。考虑患者久病必虚，易寒凝血滞，故于经期加生黄芪、附片温通胞脉。经上述3法治疗，患者症状明显改善，B超复查包块缩小。

病例二

杨某，女，53岁。初诊日期：2019年2月6日。月经量多，带经期长，经期腹痛10年，加重2年。既往月经规律。近10年月经周期逐渐提前，血量增多，带经期长，伴大血块，经期腹痛剧烈，需服止痛片，近两年症状加重，由于失血过多，继发贫血，血红蛋白最低7g/L。患者10年前体检时盆腔B超示：子宫大小8.5cm×6cm×4cm，表面点状回声，前壁见一3cm×4cm大小的低强回声，以后复查B超均无明显变化。患者面色晦暗，舌质淡暗，脉沉细。

西医诊断： 子宫肌瘤，子宫肌腺症，继发贫血。

中医诊断： 癥瘕（气虚血瘀），虚劳（气虚血瘀）。

治法： 滋阴清热，软坚散结，辅以益气。

处方： 盐知、柏各10g，生地黄10g，山茱萸10g，山药20g，泽泻10g，茯苓20g，党参15g，生黄芪20g，龟甲10g，鳖甲10g，生牡蛎30g，当归10g。

患者共治疗5个月，平时以上方加减，经期益气化瘀止痛。服药后，于3月和4月两次月经来潮,均周期规律,血量明显减少,腹痛明显减轻。末次月经 2019 年 4 月 21 日,之后停经 3 个月。

按语: 此患者患子宫肌瘤、子宫肌腺症。因年龄接近绝经期,故以知柏地黄丸加软坚散结、益气之品,抑制卵巢功能,促其绝经,并可控制出血,缩小包块。

第三节
不孕症证治

　　凡在生育年龄之内，婚后同居 2～3 年以上仍不能受孕者，或女方曾经生育或流产而又 2～3 年以上未能怀孕者，统谓之不孕症。前者为原发性不孕症，后者为继发性不孕症。对于不孕症的治疗，中医学宝库积累了丰富的经验，尤其是近十几年来，随着中西医结合步伐的加快，中医越来越多地借鉴和采用了西医的诊断技术和检测方法，并在此基础上辨证施治，使治疗效果显著提高。许老临床治疗不孕症即采用中西医结合的方法，以西医的诊断弥补中医望、闻、问、切四诊辨证之不足，将辨证与辨病有机结合，逐步形成了自己一整套诊断和治疗规范。

　　不孕症应从男女双方寻找原因，就女方而言，引起女性不孕症的主要原因有排卵障碍、精卵结合障碍、免疫性障碍、营养不良及不明原因等，男方最常见的原因为精液异常。现就以上原因的中医辨证思路、有效方剂及相关的病案介绍给读者。

一、排卵障碍性不孕证治

排卵障碍是导致女性不孕症的主要原因之一，约占 25% ~ 30%。患者除不孕之外，常同时伴发月经失调、闭经、多毛、肥胖等症状。现代医学认为，下丘脑—垂体—卵巢生殖轴的任何部位发生功能或器质性改变，均可导致暂时或长期的排卵障碍。临床常见的疾病有闭经、高催乳素血症、多囊卵巢综合征、未破裂卵泡黄素化综合征、黄体功能不足等。

中医认为，无排卵或排卵障碍导致的不孕症应属中医"肾虚"范畴。因肾藏精，为生殖之本，它主宰着脑、天癸、冲任、胞宫间的功能调节和控制，这与现代医学所论述的中枢神经系统通过下丘脑和垂体、卵巢间的生殖功能调节有相似之处。肾气旺盛，肾精充实，气血调和，任通冲盛，男女适时交合，两精相搏，胎孕乃成。若肾虚，冲任失调，则胞宫不能摄精成孕。因此，补肾应为治疗排卵障碍性不孕症的大法，但在临床应用时，尚需根据患者的症状、体征及病情特点，辨别阴虚、阳虚、夹痰夹瘀，治疗有所偏重。

排卵障碍的主要症状为月经失调，临床上许老通常以闭经和功能性子宫出血两大类进行辨证治疗。

（一）闭经类（包括月经稀发、月经过少）

根据《内经》"肾气盛，天癸至，太冲脉盛，月事以时下"的理论，闭经当以肾虚论治。通过补肾调经，达到调整卵巢功能、促进排卵的目的。需要注意的是，单纯气滞血瘀一般不会引起闭经，只有在肾虚前提下，受环境、精神因素等影响，方可形成闭经。故理气活血通经只能作为闭经治疗过程中的一种手段，而调整卵巢功能，促排卵仍需补肾。根据患者体质和症状的不同，临床一般可分为肾阴虚、肾阳虚、肾虚痰湿 3 种证型。具体治疗思路如下。

一般初诊闭经患者，应审其有无月经来潮之势，若白带较多，乳房胀，小腹坠胀，脉滑，或 B 超示子宫内膜增厚，可选用瓜蒌根散通经：桂枝 10g，桃仁 10g，土鳖虫 10g，赤芍 10g，白芍 10g，天花粉 10g。

若闭经患者无月经来潮征象，或经过活血通经，月经来潮后则按肝肾阴虚、脾肾阳虚或肾虚痰湿辨证用药，调整卵巢功能，促排卵。

（1）偏肝肾阴虚或无明显征象者，可选用：熟地黄 10g，当归 30g，白芍 10g，山茱萸 10g，紫河车 10g，枸杞子 20g，女贞子 20g，续断 30g，香附 10g，益母草 20g。

（2）偏肾阳虚者，可选用：仙茅 10g，淫羊藿 10g，巴戟天 10g，肉苁蓉 10g，女贞子 20g，枸杞子 20g，沙苑子 20g，菟丝子 20g，香附 10g，益母草 20g。

（3）体胖，肾虚痰湿之体，可选用：鹿角霜 10g，生黄芪 30g，当归 30g，白术 15 ~ 30g，枳壳 15g，半夏 10g，昆布 10g，益母草 20g。

瓜蒌根散可消除卵巢周围痰脂，刺激卵泡突破卵泡膜，恢复排卵。经临床观察，一般患者先体重减轻，继之月经恢复正常。

治疗闭经，一般为通补交替。闭经患者多无白带，若治疗后白带增多、乳房及小腹胀为治疗有效，可用活血通经法治疗 1 周。若月经未至仍需继续调补。在月经周期第 13 ~ 15 天时，加丹参、桃仁等活血药以促排卵，平时帮，中间促。

以闭经为主要症状的内分泌疾病如高催乳素血症、多囊卵巢综合征、甲状腺功能低下等，由于症状及病理变化各有其特点，可在辨证的基础上选择有针对性的药物加以治疗，辨证与辨病相结合，以提高治疗效果。

（1）高催乳素血症：本病以月经稀发或闭经、不孕、溢乳为主症，主要病机为肝郁肾虚，冲任失调，气血紊乱。治疗应在补肾基础上疏肝退乳，引血下行。临床可选用柴胡、香橼皮调理冲任之气，炒麦芽退乳，牛膝引血下行。

（2）多囊卵巢综合征：本病以月经稀发或闭经、不孕、肥胖、多毛为主症。根据其体胖、卵巢囊性病变、包膜增厚等特点，辨证应以肾虚痰湿为主，在补肾的基础上配伍半夏、陈皮、南星、昆布等化痰之品，同时配合丹参、穿山甲以活血通络、促排卵，此法与现代医学行腹腔镜下对卵巢激光打孔促排卵有异曲同工之妙。

（3）甲状腺功能低下：本病以月经稀发或闭经、不孕、浮肿、基础代谢低、性功能减退为主症，主要病机为脾肾阳虚，治疗以温肾健脾法提高甲状腺功能。临床常选用当归芍药散加鹿角霜、生黄芪、益母草等药。

治验病案举例

崔某，女，31岁，已婚。初诊日期：2015年5月5日。结婚7年未孕。患者婚后夫妇同居，未避孕亦未怀孕，男方精液检查正常。曾行子宫输卵管碘油造影，示双侧输卵管通畅。取子宫内膜，病理诊断为增殖期变化。近半年测基础体温均为单相。平素性情抑郁，腰部酸痛，经前乳房胀、小腹发胀。舌质正常，脉沉细。月经，量中，色正，痛经（－），末次月经：2015年4月20日，孕0。妇科检查：正常盆腔。

证型： 肾虚肝郁。

治法： 补肾疏肝。

处方： 紫河车15g，巴戟肉10g，柴胡10g，当归15g，生白芍15g，制香附10g，益母草20g。7剂。

嘱患者继续测基础体温。

二诊： 2015年5月15日。服上药后，心情舒畅，小腹胀痛减轻，仍感腰酸，月经周期第26天，基础体温单相。上方加淫羊藿10g，鹿角霜10g，服药7剂。

三诊： 2015年5月26日。月经于5月19日来潮，经量较前增多，带经5天净。现腰酸减轻，继服5月5日方14剂。

四诊：2015年6月16日。药后诸症缓解，基础体温于月经周期第25天上升，现为高温相第5天，轻度乳胀，继服上方7剂。

五诊：2015年6月26日。月经于6月18日来潮，经量、经色均正常，现无不适，舌脉同前，继服上方20剂。

六诊：2015年7月24日。末次月经6月18日，现月经未来潮，基础体温高温相已持续17天，患者感乳房胀痛、嗜睡，尿妊娠检查为阳性。诊为"早孕"，遂改用寿胎丸加味以补肾固冲安胎。

按语：患者平素情志抑郁，加之久不受孕，肝气郁滞，故月经后期、不孕。无排卵首当责之肾虚，故肾虚肝郁为其发病的主要机理，治疗应补肾与调肝并重。在药物的选用上，肾气盛、精血足是卵子成熟的物质基础，故选用紫河车、巴戟肉、当归、白芍补肾益精，养血和血；而肝气条达，气机通畅，是卵子顺利排出的必要条件，故选用柴胡、香附疏肝解郁，调畅气机；配益母草祛瘀生新，为孕卵着床做准备。应用该方则精充血足，任通冲盛，月事正常，胎孕乃成。

（二）崩漏类不孕症证治

崩漏在临床多见于青春期和更年期妇女，育龄期妇女较为少见。崩漏的发病机制仍属肾虚，肝肾功能调节失常。由于其临床以子宫不规则出血为主要表现，故治疗应首先以止血为主，血止之后，再补肾调肝，调整卵巢功能，恢复排卵。

崩漏出血期，一般以气虚、血热、血瘀3型辨证论治。出血期，3种证型的辨证要点：脉象应是辨别气虚、血热的关键；脉率不能作为辨证依据，血瘀辨证应以症状为主。

历来中医描述血热的典型症状多为血色鲜红、面赤口干、尿黄便干、舌红等，但在妇科临床发现，部分血热出血患者并无上述症状，而因出血量大、病程长，就诊时常表现为一派贫血征象，如面色苍白、颜面及下肢浮肿、头晕乏力、舌质淡嫩等，若仅以全身症状加以辨证，会将一部分阴虚血热患者误辨为气虚证。临床体会，出血期的辨证应以脉象为主，尤其是脉力和脉形，而症状和舌象只应作为参考。一般情况，脉细数有力或细滑者，属血热证；脉数而无力，脉来沉微者，属气虚证。

中医数脉常归于热证，但在崩漏病中，数脉亦可见于气虚证。因为大出血或长期出血，患者易造成继发贫血，使心脏搏动代偿性加快，脉率也随之增加。因此，脉率不能作为辨证依据，只有脉力才是辨证的关键。

对于血瘀的辨证，脉象和舌象均无特异性，涩脉在妇科临床很难见到，涩脉相当于现代医学的短绌脉，多见于心脏病；舌质暗也可有可无。血瘀辨证应以症状为主，其症状特点有三：①出血时多时少，色紫黑有块；②小腹疼痛，块下痛减；③小量出血，久治不愈。通过辨证治疗，服药 10 剂左右出血应止，若疗效不好，应考虑血瘀证。

具体治疗方法如下：

（1）气虚者，用温阳止血方（自拟方）：鹿含草 30g，党参 50g，三七粉（冲）6g。

（2）血热者，以犀角地黄汤加减，犀角可用玳瑁或水牛角代替，玳瑁 20g，生地黄 30 ~ 50g，牡丹皮 15 ~ 30g，三七粉（冲）3g，生白芍 15 ~ 30g 等。

（3）若小量出血不止，久治不愈患者，应考虑血瘀证，以生化汤加减。

（4）对于出血时间较长者，一般多在辨证基础上加用黄芩、重楼、桑叶、黄柏等清热解毒凉血之品，以防治感染。

（5）血止后，继以调整月经周期，恢复排卵，方法基本同闭经。疗程一般需 3 ~ 6 个月。

（6）对于黄体功能不全，表现为经前少量出血，基础体温双相，但高温期短者，一般以调肝补肾法为主，方选定经汤加减：柴胡 10g，当归 10g，白芍 10g，山茱萸 10g，山药 20g，紫河车 10g，菟丝子

50g，续断 30g，制香附 10g，益母草 10g。此方可促进黄体发育，增强黄体功能。

（7）若为黄体萎缩不全，表现为经期延长，基础体温下降缓慢者，则以活血化瘀法促进子宫内膜剥脱，方选瓜蒌根散。

治验病案举例

病例一

焦某，女性，32岁。初诊日期：2014年10月8日月经紊乱6年余，阴道不规则出血1月余。患者既往月经规则，2008年6月行药流术后出现月经紊乱，后经中西药物治疗效果不佳。2008年11月诊为"子宫内膜囊腺性增生"。先后服用妇宁、妇康、倍美力、氯米芬等药物治疗，服激素类药期间月经基本规则。2012年停用激素后再次出现月经紊乱，间断服用中药治疗，月经偶有规律。前次月经：2014年7月17日，末次月经：2014年8月17日，阴道出血至今未净，量时多时少。患者10月初曾有过4天类似正常月经样出血，此后阴道出血减少，至今未净，出血色红，偶有小血块，无发热，不伴腰腹部疼痛，无头晕、心慌、乏力等，饮食及大小便正常，脉细滑。近6年未避孕而未怀孕。

既往史： 既往体健，否认肝炎、结核等传染病史。否认心脏病、高血压病史。无外伤史，无输血史。预防接种史不详。青霉素过敏，否认其他药物、食物过敏史。

月经婚育史： 月经11岁初潮，周期24～25天，带经7天，量中，色红，痛经（–）。月经紊乱6年余，28岁结婚，配偶年长3岁，体健。性生活正常，否认性病史。孕1产0。2008年药流后，一直未避孕也未怀孕。

月经垫上见少量鲜红色出血，余暂时未查。

实验室检查： 2014年8月19日在某医院行内分泌检查：结果均正常。

西医诊断： 阴道不规则出血原因待查（功能失调性子宫出血？），

105

继发性不孕症。

中医诊断： 崩漏（肾虚血瘀），断绪（肾虚血瘀）。

治法： 益气止血，佐以清热。

处方： 生黄芪 60g，当归 10g，三七粉（冲）3g，女贞子 20g，墨旱莲草 20g，仙鹤草 50g，茜草 10g，乌贼骨 30g，紫草 10g，蒲公英 30g。3 剂。

二诊： 2014 年 10 月 11 日。患者今日阴道出血量较前明显减少，色鲜红，无血块，无腰酸下腹痛，无发热，无头晕心慌，饮食可，大小便正常，余无不适主诉，舌淡、苔薄白，脉沉细略滑。口服中药，拟益气清热，凉血止血。

处方： 生黄芪 60g，赤芍 10g，三七粉（冲）3g，蒲公英 20g，紫草 10g。3 剂。

三诊： 2014 年 10 月 14 日。患者今日阴道出血量较前增多，色鲜红，无血块，无腰酸下腹痛，无发热，无头晕心慌，饮食可，大小便正常，余无不适主诉，舌淡、苔薄白，脉沉细略滑。许老指示口服中药，拟益气缩宫，清热止血。

处方： 生黄芪 60g，三七粉（冲）3g，蒲公英 20g，野菊花 20g，生白术 30g，枳壳 15g。5 剂。

四诊： 2014 年 10 月 21 日。患者今日阴道出血量少，色鲜红，无血块，无腰酸下腹痛，无发热，无头晕心慌，饮食可，大小便正常，舌淡、苔薄白，脉沉细略滑。许老指示口服中药，仍拟益气养血，化瘀止血，加罂粟壳以收涩止血。

处方： 生黄芪 60g，三七粉（冲）3g，当归 6g，益母草 10g，罂粟壳 10g，山茱萸 10g，生白术 30g，枳壳 15g。5 剂。

五诊： 2014 年 10 月 29 日。患者今日阴道出血干净，无腰酸下腹痛，无发热，无头晕心慌，饮食可，大小便正常，舌淡、苔薄白，脉沉细略滑。许老指示口服中药，拟补肾固冲。

处方：仙茅 10g，淫羊藿 10g，巴戟天 10g，肉苁蓉 10g，女贞子 20g，枸杞子 20g，沙苑子 20g，菟丝子 20g，香附 10g，益母草 20g，鹿茸片 3g，麦冬 10g。7 剂。

六诊：2014 年 11 月 5 日。患者最近工作过度劳累，阴道出现少量出血，时有时无，余未诉不适，舌质淡，脉沉细。处方拟益气活血止血。

处方：红参（另煎）50g，三七粉（冲）3g，益母草 30g，当归 6g。7 剂。

七诊：2014 年 11 月 12 日。阴道出血干净 5 天，未诉其他不适，基础体温偏高，舌质淡，脉沉细，处方拟补肾养血活血。

处方：红参 20g，鹿茸片 3g，当归 20g，何首乌 20g，熟地黄 20g，菟丝子 50g，川芎 6g，益母草 20g。20 剂。

八诊：2014 年 12 月 10 日。患者现基础体温上升 9 天，似有下降，白带较多，饮食二便正常，舌质淡，脉沉细。拟补肾气，调冲任。

处方：党参 30g，鹿茸片 3g，当归 10g，山茱萸 10g，紫河车 10g，羌活 6g，熟地黄 20g，续断 30g。7 剂。

九诊：2014 年 12 月 17 日。患者 2014 年 12 月 11 日基础体温下降，月经来潮，4 天干净，月经量中等，色鲜红，有小血块，无痛经，现一般情况好，饮食二便正常，舌质淡，脉沉细。拟补肾气，调冲任。

处方：党参 30g，鹿茸片 3g，当归 10g，山茱萸 10g，紫河车 10g，羌活 6g，熟地黄 20g，续断 30g，生黄芪 30g，沙苑子 30g。7 剂。

此后 2 月余，患者处方基本以上方加减，结果基础体温呈典型双相，第 3 个月体温未降。2015 年 3 月 17 日 B 超检查提示宫内早孕，觉乏力明显。许老予滋阴固肾、安胎治疗。

处方：西洋参 20g，麦冬 10g，五味子 10g，续断 10g，菟丝子 50g，沙苑子 30g，莲子 10g，苎麻根 10g，鹿茸片 3g。7 剂。

按语：患者主因"月经紊乱 6 年余，阴道不规则出血 1 月余"为主症，中医诊断为"崩漏"。患者 6 年前因药物流产损伤肾气及胞宫、胞脉，导致气血不足，气虚推动乏力，则蓄血留瘀，肾虚血瘀，冲任失固，统摄无权，导致阴道下血，量时多时少，淋漓不净。肾虚，精血不足，卵子难以成熟，不能成孕。阴道出血量少，有小血块，为血瘀之象，舌脉亦为肾气虚之象。纵观脉症，病位在冲任胞脉，病性属虚实夹杂，证属肾虚血瘀。出血期，因患者始终脉沉细，辨证为气虚血瘀，止血拟益气活血止血，因出血时间长久，酌情加蒲公英等清热、解毒、凉血之品，以防治感染，同时亦可起反佐之用。血止后补肾、调冲任最为要务，方中除选用补肾养血的山萸肉、紫河车、熟地黄、续断、沙苑子等，还有益气、养血、活血的当归、生黄芪等。尤其值得一提的是鹿茸片，虽然药物价格较贵，但效专力宏，对长期患功能性子宫出血且对西药激素治疗有顾虑的患者，其补肾阳的作用非常理想，确能起到非常明显的效果。

病例二

陈某，女性，27岁，已婚。2014年11月18日初诊。月经紊乱10年余，阴道不规则出血2月余未净。10年前无明显诱因出现月经后期（2~3月一行），因无其他不适症状，故未予重视。2008年6月月经两月余未至，后来潮20天未净，经口服中药10剂血净（具体用药不详），而后月经仍2~3月一行，此期间曾有2次月经3月余未至，经肌注黄体酮后，月经来潮。末次月经：2014年9月10日，量多，色红，有血块，1周后出血量减少，持续1月未止，经某医院门诊中药治疗，阴道出血明显减少，但淋漓不断。2014年10月29日，B超示：子宫内膜厚0.45cm，子宫、双附件未见异常。2014年11月7日，无明显诱因阴道出血再次增多，色鲜红，有血块，经口服中药治疗未见明显好转，故来诊。现阴道出血量中，色鲜红，有血块，无腰腹痛，无发热，无明显头晕、心慌、乏力等，睡眠好，纳可，二便调，脉沉细，舌质淡暗。

月经婚育史： 月经10岁初潮，量多，色鲜红，有血块，痛经（－）。前次月经：2014年7月15日，末次月经：2014年9月10日。24岁结婚，配偶年长 9 岁，有高脂血症。性生活正常，否认性病史。孕 0 产 0。

查体：一般情况可，无贫血貌，胸腹查体无明显阳性体征；妇科检查：月经垫上见中等量出血，色红，余暂时未查。

西医诊断：功能失调性子宫出血。

中医诊断：崩漏（气虚血瘀）。

治法：益气调经，化瘀止血。

处方：生晒参 20g，当归 15g，生黄芪 30g，三七粉（冲）3g，茜草 10g，乌贼骨 30g，仙鹤草 30g，枳壳 10g，荆芥炭 10g，瞿麦 10g，益母草 10g。7 剂。

二诊：2014 年 11 月 23 日。今日患者仍有阴道出血，量中等，色淡红，偶有血块。无腰腹疼痛，无发热，时有头晕、心慌、乏力等症，睡眠佳，纳可，二便调，舌淡、苔薄白，脉沉细略滑。患者脉沉细略滑，考虑有热象，故换口服方，法拟凉血止血。嘱患者卧床休息，避免活动后出血量增多。

处方：水牛角丝 30g，生地黄 15g，牡丹皮 10g，白芍 20g，茜草 10g，乌贼骨 30g，瞿麦 10g，荆芥炭 6g，阿胶 10g，仙鹤草 30g，炒白术 30g。5 剂。

三诊：2014 年 11 月 28 日。患者今日阴道出血量减少，色鲜红，无血块，无腰酸下腹痛，无发热，无头晕心慌，饮食可，大小便正常，舌淡、苔薄白，脉沉细。口服中药，仍法拟益气养血，化瘀止血，加罂粟壳以收涩止血。

处方：生黄芪 60g，三七粉（冲）3g，当归 6g，益母草 10g，罂粟壳 10g，山茱萸 10g，生白术 30g，枳壳 15g。3 剂。

四诊：2014 年 12 月 1 日。患者阴道出血止，未诉不适，服用补肾疏肝中药善后。

12 月月底月经来潮，5 天干净。8 个月后来门诊告之妊娠。

按语：患者主因"月经紊乱 10 年余，阴道不规则出血 2 月未净"

为主症，中医诊断为"崩漏"。患者先天禀赋不足，肾气虚弱；加之经期摄生不慎损伤肾气、冲任，导致肾气益虚，冲任失固，统摄无权，以致经血非时而下；出血日久，耗伤气血，气虚推动无力，瘀阻胞宫，蓄血留瘀以致经血中夹有血块；舌质淡暗，亦为气虚血瘀之象。纵观脉症，病位在冲任胞脉，病性属虚实夹杂，证属气虚血瘀。故开始拟用益气固冲止血的中药口服，在诊治过程中，患者出现脉细滑的情况，说明热象存内，改用犀角地黄汤加味。阴道出血减少后，又从脉象断定其证以气虚为本，继续益气养血、化瘀止血，加罂粟壳以收涩止血收功。

二、输卵管阻塞性不孕证治

输卵管阻塞是导致不孕症的主要原因之一，目前国内外尚无理想的治疗办法。许老以中医传统辨证和输卵管局部辨病相结合的方法，采用中药理气活血、化瘀通络治疗输卵管阻塞，临床治愈率可达71%，若配合中药灌肠、外敷综合治疗，有效率可达84%。

（一）辨证论治经验

1.胞脉闭阻

历代中医文献中没有与输卵管阻塞相关的病名，根据现代医学对其病理表现及临床体征的诊断，许老认为它与中医的"瘀血病证"极为相似。瘀血是指血液运行不畅，停滞于经脉或脏腑之中，或离经之血积存于体内的病理物质。瘀血形成后，可阻碍正常气血的新生与运行，使局部出现炎症、粘连、组织增生和包块等病理改变。若瘀血阻滞于胞脉，使胞脉出现炎症、粘连而闭阻，两精难于相搏，则可导致不孕症。所以，中医对输卵管阻塞的诊断应为胞脉闭阻。

2.对中医胞脉的认识

许老对胞脉的认识与现代医家蔡小荪的观点相同：胞脉有广义和狭义之分，广义指分布于胞宫上的脉络，主要指冲任二脉，相当于现代医学子宫上分布的动静脉。《内经》曰："胞络上系于心。"而狭义胞脉则相当于西医的输卵管。正如朱丹溪所云："子宫上有两歧，一达于左，一达于右。"此两歧即指输卵管。因此，输卵管的概念及功能应包括在中医狭义的胞脉之中，输卵管的病变亦与中医胞脉的异常改变相对应。输卵管的病理机制即是胞脉的闭阻不通。由于胞脉闭阻，导致两精难于相搏，而致不孕。

3. 病因病机

临床观察发现，导致瘀血停滞于胞脉的因素大致可归纳为情志所伤、盆腔炎史、结核病史、手术损伤、经期感受寒邪。以上无论何种原因，一旦影响胞脉的气血运行，造成瘀血内阻，胞脉闭塞不通，则可导致不孕症。

4. 对输卵管阻塞辨证与辨病的认识

由于输卵管阻塞患者多无明显的特异性症状，常是多年不孕，经西医检查后才被发现，这给临床准确辨证和有针对性用药造成一定困难。许老在临床上以中医传统辨证与输卵管阻塞局部辨病相结合的双重诊断方法治疗本病，取得满意疗效。

（1）局部辨病。由于引起输卵管阻塞的原因不同（炎症或结核），其局部的病理表现也不尽相同。一般来讲，输卵管炎性阻塞主要是瘀血阻滞于胞脉；而结核性阻塞由于局部有钙化灶及瘢痕形成，则表现为瘀血阻于胞脉的重症；输卵管积水的形成，多是由于瘀血内阻，影响胞脉的气机疏通，津液的布散，积为水湿，导致痰湿互结于胞脉的病理变化。局部辨病就是辨输卵管是炎性粘连，或是瘢痕钙化，或是输卵管积水，从而有针对性地遣方用药。

（2）全身辨证。在局部辨病基础上，再结合患者的发病诱因、症状以及舌脉进行辨证分型。一般临床常见 3 型：肝郁型、血瘀型、痰湿互结型。

总之，将局部辨病与全身辨证相结合的双重诊断方法引入输卵管阻塞的治疗中，对增强中医遣方用药的针对性，提高中药疗效，具有切实的临床意义。

（3）治疗大法是理气活血、化瘀通络。由于输卵管阻塞的病变机理是在致病因素作用下脏腑功能失调，气机郁结，血行受阻，瘀血阻于胞脉。因此，治疗大法拟理气活血、化瘀通络。许老以四逆散加味方作为主方，同时结合造影所示局部病变情况，或辅以活血利水，或辅以软坚散结，全身调理和消除局部病变相结合，共达理气活血通络之功，临床疗效十分显著。

许老用中医理论系统地论述了输卵管梗阻的中医病名、诊断和病因、病机，并提出了以中医传统辨证和输卵管局部辨病相结合的方法综合治疗本病的观点，临床疗效显著。他填补了中医在输卵管阻塞方面论述及治疗的空白。

（二）治验病案举例

病例一

刘某，33岁，教师。初诊日期：2013年6月22日。婚后1年多未孕，经检查为"输卵管不通"。2011年10月结婚，因婚后半年未孕，乃于2012年赴北京某医院检查，诊为"附件炎"，口服消炎药与肌注胎盘组织浆1个月。后于2012年10月10日做输卵管通液检查，结果为"双侧输卵管不通"，未予治疗。2013年3月起，又经某医院激光治疗约2个月。2013年6月又做输卵管通液检查，仍示不通。

既往史：月经15岁初潮，周期正常。平时体健，无腰痛、腹痛及其他不适。否认患各种传染病。

刻下症：月经周期28～30天，带经期5～6天，血量较多，色暗有块，痛经（+），经前乳房胀痛。末次月经2013年6月10日，5天净。舌质正常，脉弦细。体质中等，偏瘦。内诊检查：外阴发育良好，阴毛分布正常，阴道通畅，宫颈光，宫体后位，正常大小，质中度硬，活动度尚可，双侧附件增厚，压痛（＋）。

证型：气滞血瘀，胞脉闭阻。

治法：行气活血，化瘀祛滞。

处方：柴胡10g，枳实10g，赤芍10g，生甘草3g，丹参30g，三七粉（冲）2g，石见穿20g。20剂。

二诊：2013年7月22日。末次月经6月28日，经量较少，经前乳房胀痛明显减轻，唯周期提前12天，考虑与服活血化瘀药有关，暂且守方观察。继服原方20剂。

三诊：2013年8月20日。末次月经7月27日，周期准，经前无乳胀及痛经，经血量基本正常，脉细。原方加生黄芪10g，予20剂。

四诊：2013年9月21日。末次月经8月25日，周期及血量正常。本月4日又经某医院输卵管通液检查，提示输卵管基本通畅，说明瘀滞化而未尽，仍以原方加减。

处方：柴胡10g，枳实10g，赤芍10g，生甘草3g，丹参15g，当归10g，葛根10g，麦冬15g，石见穿15g。15剂。

五诊：2013年10月23日。末次月经9月24日，经量中等，无血块，无腹痛，饮食及二便正常，精神亦佳。再以原方加减，以蠲余滞。

处方：柴胡10g，枳实12g，赤芍10g，生甘草6g，丹参20g，当归20g，葛根12g，麦冬15g，石见穿20g。20剂。

六诊：2013年11月21日：末次月经10月23日，期、色、质、量均正常，唯脉搏细弱，治拟清除余滞，培补精血。

处方：柴胡10g，枳实10g，赤芍10g，生甘草15g，葛根10g，丹参20g，紫河车10g。10剂。

七诊：2013年12月20日。末次月经11月23日，带经5天，唯血量甚少，小腹酸坠，脉搏细弱，瘀滞虽除，精血犹虚，再拟养精益血善后。

处方：人胎盘片6粒，每日3次，连续2月，维生素E10mg，每日2次，连续 2 个月。

八诊： 2014 年 3 月 3 日：患者因停经 4 旬（末次月经 1 月 23 日），疑孕来检查，尿妊娠试验阳性。6 月 25 日患者来院做产前检查，斯时宫底平脐，胎心 144 次/分，胎动好。

按语： 本例不孕系由瘀阻胞脉致两精不能相搏而引起，非瘀血消散、胞脉通畅则胎孕难成，故其治疗恒以活血化瘀、疏通胞脉为主。待胞脉通畅、虚象显现时，始改用调补之剂善后。

病例二

黄某，39 岁，工人。初诊日期：2013 年 4 月 5 日。流产后 8 年未孕，经检查为"输卵管不通"。患者于 2002 年结婚，2005 年曾怀孕 1 次，但在怀孕 2 个多月时自然流产，并做清宫术，后因感染而病发"附件炎"，虽经多方治疗，效果均不明显，且迄今不孕。曾于 2012 年 5 月和 8 月先后在某医院做过 2 次输卵管通液检查，均示"双侧输卵管不通"。

月经婚育史： 月经 17 岁初潮，周期 28~32 天，带经期 4~5 天，血量中等。孕 1 产 0。

刻下症： 月经周期正常，经血量甚少，血色暗红，时夹小血块，一般持续 4 天，平日少腹痛，腰酸痛，经期加重，经前乳房胀痛，不能触衣，纳可，睡眠不实，舌苔薄白、质暗，脉沉弦。妇科检查：外阴婚型，阴道通畅，分泌物不多，宫颈轻度糜烂，子宫中位，偏小，活动尚可，稍有压痛，双附件可触及条索状，左侧压痛明显。

证型： 气滞血瘀，肾虚血亏。

治法： 先予理气活血，化瘀通脉，肾虚待后再商。

处方： 柴胡 10g，枳实 10g，赤芍 10g，生甘草 2g，三七粉（冲）2g，当归 10g，川芎 6g，路路通 10g，柞木枝 10g，石见穿 20g。20 剂。

二诊： 2013 年 5 月 10 日：少腹痛已不明显，唯经期略有疼痛，经血量较前增多，血色先褐后红，5 天净，舌暗变浅，唯腰酸不减，脉沉细。

原方已获效果，故于原方加丹参 15g，嘱服 30 ～ 60 剂。

三诊：2013 年 11 月 7 日：服上方 90 剂，腹痛已蠲，食纳增加，舌质正常、舌苔薄白，但腰酸依然，经血量少，脉沉细无力。瘀滞渐化，肾虚未复，治当补精养血，活血通络。

处方：淫羊藿 10g，仙茅 10g，紫河车 10g，山茱萸 10g，党参 10g，葛根 10g，川芎 10g，三七粉（冲）2g，路路通 10g。30 剂。

四诊：2014 年 1 月 7 日：药后，月经量已接近正常，腰酸亦瘥，六脉平和。乃与参茸卫生丸、五子衍宗丸调理善后。

五诊：2014 年 4 月 1 日：患者因停经 40 天来诊，尿妊娠试验阳性，诊为早孕。

按语：本证系气滞血瘀，肾虚血亏。但以前者为主，故治疗先予苦辛通脉，后以甘辛温补收功。

病例三

高某，30 岁，干部。初诊日期：2013 年 12 月 15 日。剖宫产后 2 年多不孕，检查为"输卵管不通"。患者于 2011 年 3 月孕 2 个月时发生阴道少量出血，当时经某医院诊为"先兆流产"，治疗 30 多天后血止。但时隔 4 天，又发生阴道少量出血，屡经保胎治疗无效。延至孕 6 个月时，乃转入某医院诊治，确诊为"前置胎盘"而行剖宫产术。术后月经周期正常，唯带经期过长（10 ～ 15 天），并伴腰痛、腰酸，经妇科检查为"附件炎"，予中、西药间断治疗。至 2012 年 10 月，带经期恢复正常，妇科检查（－），但腰痛、腰酸依然，且一直不孕。乃于 2013 年 4 月又转入某医院检查，盆腔亦未发现病变，后经输卵管通液检查显示不通，继于 6 月复查仍为不通。曾用中、西药治疗未见效果。

刻下症：血量中等，无血块，无痛经，末次月经 12 月 10 日，刚净；体质中等，营养一般，饮食二便可；舌质暗红，苔薄白，脉象弦细；盆腔检查未及异常。

月经婚育史：月经 12 岁初潮，周期 30 ~ 32 天，带经 6 ~ 7 天。孕 1 产 0。

证型：气滞血瘀，胞脉闭阻。

治法：行气活血，化瘀通滞。

处方：柴胡 10g，枳实 10g，赤芍 15g，生甘草 6g，葛根 10g，麦冬 15g，生黄芪 15g，路路通 10g，三七粉（冲）1.5g。7 剂。

二诊：2013 年 12 月 23 日：药后无不适反应，嘱继服原方 7 剂。

三诊：2013 年 12 月 30 日：近两日来出现小腹间断性撕裂样疼痛，为药效反应，续予原方 7 剂。

四诊：2014 年 1 月 6 日：药后腹痛消失，脉弦细，拟原方加川芎 10g，继服 7 剂。

五诊：2014 年 1 月 13 日：1 月 10 日经潮，血量较少，色暗有块，无腹痛，微有腰痛，舌质正常、苔薄白，脉弦滑。继予原方 7 剂，嘱于经净后服。

六诊：2014 年 1 月 20 日：昨晚突然小腹剧痛，注射阿托品后，其痛逐渐缓解，证明其药已中病，不必更方，继服原方 7 剂。

七诊：2014 年 1 月 27 日：停药观察。

八诊：2014 年 2 月 20 日：患者因停经 40 天来诊，诊其脉象细滑，尿妊娠试验阳性。

按语：此案的证候不明显，而病较为明确，只好"从病论治"，即所谓"无证从病"。

此 3 例患者不孕的主要原因均由于感染引起输卵管炎症，进而引起输卵管阻塞造成输卵管不通。此证相当于中医学的胞脉阻闭证，属气滞血瘀范畴，故治疗应以行气活血、化瘀疏滞为原则。用四逆散加味，取柴胡、葛根宣通郁结，消瘀祛滞；枳实、赤芍行气活血，凉血散瘀，消结除滞；生甘草清热通脉；三七化瘀消肿，祛瘀滞；石见穿、柞木枝、路路通利湿消肿，活血通络；麦冬养阴生津，润通胞脉。当瘀滞将尽时，如出现虚象或虚实兼夹证候，可酌加补益之品（如病例一、病例二）以善其后。药后反应性强者，康复较快。如病例三患者，在服14剂药后，出现小腹撕裂样疼痛，服35剂药后，则小腹剧痛难忍，而后又连服14剂，即病愈而孕。

输卵管不通引起的不孕，诚属难症，并非短期所能见功，医者必须坚持守方，从长远计，以恒收功。

病例四

崔某，女，30岁。出诊日期：2015年6月17日。婚后4年，夫妇同居，近两年未避孕而未怀。2014年，男方精液检查精子活动力差。2014年5月，患者在当地行子宫输卵管碘油造影示：双侧输卵管未见充盈，诊为双侧输卵管阻塞。同年6月，在宫腔镜下行宫内息肉摘除术。2014年9月，在北京某医院行胚胎移植术，因出现卵巢过度刺激并发胸腹水而失败。同年12月开始在当地医院服用中草药及中成药（具体不详）至今。2015年5月，再次行输卵管造影检查，提示双侧输卵管阻塞。平素月经规律，量少色暗，有小血块，经前下腹胀痛。白带量中，色白，无臭味。现一般情况好，月经干净第1天，饮食正常，睡眠可，大小便正常。

既往史： 2002年患甲型肝炎已治愈。2011年阴道分泌物检查有支原体感染，现已治愈，否认结核病史，否认其他内科疾病病史。2014年做胚胎移植术中，出现多囊卵泡过度刺激征而行输血治疗，否认药物、食物过敏史。

月经婚育史： 月经14岁初潮，量少，色暗红，偶有血块，痛经（+），末次月经：2015年6月11日，平素白带不多，色白，无异味。25岁结婚，配偶同岁，体健，否认性病史。

内诊： 外阴（−），阴道通畅，宫颈光，子宫前位，正常大小，质中度硬，左侧附件有增厚，无明显压痛，右侧附件未触及异常。分泌物镜检：清洁度Ⅱ度，未见滴虫、霉菌。

查体：一般情况可，胸腹部查体无明显阳性体征。舌质暗红、苔白，脉沉弦。

西医诊断：原发不孕（双侧输卵管不通）。

中医诊断：全无子（气滞血瘀，胞脉闭阻）。

治法：疏肝理气、活血化瘀通络。

处方：①口服方：柴胡10g，枳实10g，赤芍10g，生甘草10g，路路通10g，蜈蚣5条，水蛭10g。②灌肠方：柴胡10g，枳实10g，赤芍10g，生甘草10g，细辛3g，透骨草30g，三棱10g，莪术10g。

二诊：2015年6月27日。患者月经周期第16天，基础体温上升象不明显，灌肠保留好，服药后未诉不适；饮食可，睡眠佳，二便正常；舌质暗红、苔白，脉沉弦。口服及灌肠治疗方药同上。

三诊：2015年6月30日。月经周期第19天，基础体温已上升，阴道分泌物增多，腰骶部酸困，提示卵巢可能已排卵；无腹痛，无发热，饮食可，睡眠佳，二便正常，一般情况好。患者中药治疗较适应，药物治疗同前。法仍拟疏肝理气，化瘀通络，口服药及灌肠方仍守前方。

四诊：2015年7月11日。患者月经周期第30天，月经来潮，基础体温出现下降趋势。一般情况可，饮食好，睡眠佳，二便正常，无腹痛，无发热，无特殊不适，舌质暗红、苔白，脉沉弦。口服药物原方60剂，灌肠方20剂。嘱其月经期停用所有中药，经净2～3天开始治疗。

2015年9月28日电话告知：因停经40天在当地诊断为宫内早孕。

按语：患者婚后4年，夫妇同居，近两年未避孕而未怀孕。中医诊断为"全无子"。患者久不受孕，反复治疗不愈，行胚胎移植失败，以致情志失调，肝郁气滞，气滞而血瘀，瘀血结于冲任二脉，胞脉瘀阻，两精难以相合，故难成孕。其病性属实，病位在胞脉，证属气滞血瘀。舌暗红，脉沉弦均属气滞血瘀之征象，故治疗拟疏肝理气，活血化瘀通络。根据全身症状和体征，结合西医检查结果，许老拟用经方四逆散加味为主。西医妇科检查兼见附件增厚、压痛明显者，B超证实附件炎性包块者，子宫输卵管造影（HSG）检查示输卵管积水者，HSG示输卵管僵硬、狭窄者，造影不排除输卵管结核，基础体温示输卵管阻塞伴黄体功能不全者，中医辨证兼气血虚弱、肾虚者，分别采用不同的中药加减，以强调全身调理。消除局部病变则根据输卵管的位置特点，多途径选择给药，采用四逆散加活血通络中药如透骨草、三棱、莪术等浓煎灌肠，从直肠局部使药物渗透，既能直达病所，又能避免长期口服活血中药对脾胃的损伤。全身调理与局部综合治疗相结合，既注重该类患者的共性——胞脉闭阻，又注重该类患者的个性——病因病性差别；既重视西医辨病，又不忽视中医辨证；多途径给药，直击病变部位，理气活血通络之功彰显无疑。

病例五

孙某，女，31岁。初诊日期：2014年8月13日。人流术后9年，近一年未避孕而未怀孕。患者于2005年第1次怀孕行人流术，术后恢复好，后一直工具避孕。近1年夫妇同居，性生活正常，一直未避孕而未怀孕。配偶未查精液常规。本月行输卵管通液检查为双侧输卵管通而不畅，基础体温呈双相。平时月经基本规律，偶有下腹部疼痛，白带不多，腰不痛，食纳正常，大小便正常。

刻下症： 月经干净5天，无腹痛等不适，纳食不香，大便稀，小便调，舌质暗、苔薄白，脉细。

月经婚育史： 月经14岁初潮，量中，色暗，痛经（-）。末次月经：2014年8月3日。20岁结婚，配偶年长5岁，体健。性生活正常，否认性病史。孕1产0。

查体： 一般情况可，胸腹查体无明显阳性体征。妇科检查：阴道分泌物不多，清洁度Ⅰ度，未见滴虫、霉菌，宫颈中度糜烂，子宫前位，正常大小，质中度硬，活动可，附件双侧（-）。

西医诊断： 继发性不孕（双侧输卵管通而不畅），宫颈炎。

中医诊断： 断绪（气滞血瘀，胞脉闭阻）。

治法： 活血化瘀通络。

处方： ①口服方：柴胡 10g，枳实 15g，赤芍 15g，生甘草 10g，丹参 30g，生黄芪 30g，三七粉（冲）3g，土鳖虫 10g，路路通 15g。7 剂。②灌肠方：透骨草 30g，细辛 3g，桂枝 15g，皂角刺 20g，赤芍 30g，莪术 20g，蒲公英 30g。每晚临睡前用 40℃左右的中药煎液灌肠，保留至次晨。7 剂。③热敷：用上述药物药渣敷下腹部，每天 30 分钟。

二诊： 2014 年 8 月 20 日。患者下腹部疼痛偶作，窜痛，可自行缓解，白带不多，腰不痛，食纳正常，大便、小便正常，舌质暗、苔薄白，脉细；基础体温上升 3 天。许老继续用原方加莪术 10g，灌肠、热敷方同上。

三诊： 2014 年 8 月 27 日。患者下腹部窜痛基本缓解，偶尔有下腹部隐痛不适，白带不多，腰不痛，食纳正常，大小便正常，舌质暗、苔薄白，脉细；基础体温上升 10 天，高度佳。许老继续用原方原法。

四诊： 2014 年 9 月 2 日。患者今日月经来潮，色鲜红，量中等，无明显血块，痛经亦不明显，腰骶部略感酸坠，未诉其他不适，舌质暗、苔薄白，脉细滑。月经期来潮，可以停用上述口服方药及灌肠、热敷等治疗，口服方改为四物汤加味。

处方： 当归 10g，川芎 15g，赤芍 15g，熟地黄 10g，丹参 30g，益母草 10g，生黄芪 30g。5 剂。

月经干净后又继续服用前述方药及热敷、灌肠 4 个月，其间患者不愿复查输卵管。患者末次月经为 2015 年 2 月 6 日，现已孕 8 个月，在中日友好医院产科定期产检，胎儿发育正常。

按语： 患者人流术后 9 年，近 1 年未避孕而未怀孕，中医诊断为断绪。人流术损伤气血，导致气血运行不畅，蓄血留瘀，气滞血瘀结于冲任，导致胞脉闭阻，两精难于相合，故难于成孕。下腹痛为气滞血瘀之象，舌脉舍之从症。纵观脉症，病位在冲任胞脉，病性属实，证属气滞血瘀，胞脉闭阻。治疗采用四逆散加活血通络药物内服外用。

为服药期间出现下腹疼痛加重情况，属于药物中病，为胞脉疏通过程，不必惊慌，可以给患者加以解释，继续观察用药，在服药至4个月时妊娠。

病例四、病例五为近两年来采用综合治疗方案后而获良效的患者。因输卵管不通引起的不孕，诚属难症，并非短期所能见效，医者除必须坚持守方外，还必须从长远、多途径考虑，以缩短疗程而收功。

病例六

患者，女，28岁。初诊日期：2018年10月18日。未避孕未孕1年。结婚2年，婚后夫妇未避孕1年未孕。

刻下症： 末次月经2018年10月10日，平素情绪欠佳，乏力明显，伴有腰酸，纳可，多梦，二便调，舌淡红、苔薄白，脉弦细。

既往史： 无盆腔炎、结核、阑尾炎病史，无手术史，无药物过敏史。

婚育史： 12岁月经初潮，月经规律，27天一行，经量中，有少量血块，无经行腹痛，伴有经前乳房胀痛；行人工流产术1次，宫外孕1次（2017年3月右侧输卵管异位妊娠，腹腔镜下行右侧输卵管切除术）；男方精液常规检查无异常（A级精子37%）。

辅助检查： ①基础体温双相；②规律性监测卵泡三周期，均提示有优势卵泡（直径＞18mm）排出；③2018年8月24日子宫输卵管碘油造影，右侧输卵管不通，左侧输卵管通而不畅，形态迂曲，20分钟后盆腔弥散欠佳。

西医诊断： 继发不孕属输卵管阻塞性不孕型。

中医诊断： 不孕（气滞血瘀型）。

治法： 理气活血，化瘀通络。

处方： 通络煎加味。北柴胡10g，枳实12g，赤芍15g，甘草10g，路路通10g，穿山甲9g，丹参30g，水蛭10g，三七粉（冲服）3g，黄芪30g，土鳖虫10g，蜈蚣5条，桂枝30g，威灵仙15g，莪术30g，远志 6g。21 剂，每日 1 剂，水煎分早晚 2 次温服，经期停服。

同时辅以中药灌肠，予通络灌肠方加诃子 10g，21 剂，每日 1 剂，睡前保留灌肠 5 ~ 7h，经期停用。嘱用药期间工具避孕。

二诊：2018 年 11 月 23 日。服药后诉腰酸、腰腹部有牵扯感，大便偏稀。舌淡、苔薄白、边有齿痕，脉弦细。上方通络煎加味基础上加补益肝肾之菟丝子 50g，桑寄生 30g；健脾益气之麸炒白术 30g。21 剂，每日 1 剂，用法同前。中药灌肠处方同前，睡前保留灌肠 5 ~ 7h，经期停用。

三诊：2018 年 12 月 28 日。患者服药期间腰酸、乏力等症状消失，无特殊不适。纳眠可、二便调。故继服二诊处方 2 个周期（21 天为 1 个周期）。同时予中药灌肠处方同前，继续灌肠。

四诊：2019 年 3 月 2 日。患者目前服用通络煎、通络灌肠方灌肠各 105 剂（完成周期治疗）。现有生育诉求，末次月经 2019 年 2 月 26 日，现为月经周期第 6 天，规律监测卵泡（月经周期第 12 天起监测），改用调冲方补益肝肾，以辅助卵泡生长。

处方：北柴胡 10g，紫河车 10g，山茱萸 10g，山药 20g，熟地黄 20g，红花 3g，鹿茸片 3g，当归 20g，香附 6g，益母草 20g。21 剂，每日 1 剂，分早晚 2 次温服。

五诊：2019 年 3 月 25 日。末次月经时间 2019 年 3 月 24 日，周期 26 天，今为月经周期第 2 天。患者未诉特殊不适，故继服调冲方 14 剂，同时监测卵泡，待有优势卵泡（平均直径＞ 18mm）后指导同房。

六诊：2019 年 4 月 28 日。月经未来潮，查尿绒毛膜促性腺激素（HCG）阳性，提示早孕。

七诊：2019 年 5 月 10 日。盆腔彩超示：子宫增大，宫内可见妊娠囊 3.5cm×1.6cm，胎芽 1.0cm，可见胎心搏动。患者一般情况可，转入产科建档。2010 年 6 月电话随访，顺产一健康男婴。

按语：患者为育龄期女性，排卵及男方精液无异常，结合 2018 年

8月24日输卵管造影结果，考虑其不孕与输卵管阻塞相关，故诊断为输卵管阻塞性不孕。患者生育要求强烈，久不受孕而情志不畅，结合舌脉，辨证为气滞血瘀证，选用通络煎为主方治疗，同时辅以通络灌肠外治法进行局部治疗。

二诊患者诉腰酸、乏力，考虑患者体瘦，单用化瘀通络之品导致耗气较多，而出现乏力、腰酸等脾肾两亏症状，故在原方基础上加用菟丝子、桑寄生，以补肾益精；麸炒白术以健脾祛湿。

三诊患者一般情况可，许老推崇效不更方的思路，故继续用二诊处方治疗两个周期。许老认为：输卵管阻塞性不孕的基本疗程是规律性口服90剂通络煎加味和灌肠90剂通络灌肠方。

该患者遵医嘱采用内服通络煎、外用通络灌肠方，治疗5个周期，完成周期治疗，停药2个月后顺利妊娠。

三、免疫性不孕证治

免疫性不孕症约占不明原因不孕症的40%～50%。由于生殖系统抗原的同种免疫或自身免疫可阻止精卵不能结合或阻止精子穿透卵子而导致不孕。

（一）辨证论治经验

中医对于该病的治疗，一般多从湿热内蕴、阴虚内热或脾肾阳虚入手，但许老认为肾虚肝郁是免疫性不孕的主要证型。

1. 肾虚为免疫性不孕发病之本

历代妇科医籍对于女子不孕虽说法不一，但均认识到与肾密切相关。结合《素问·上古天真论》对女性生长发育及生殖功能随肾气盛衰的认识，说明肾虚为不孕之根本。关于免疫性不孕，限于历史条件，前人尚无直接论述。但近20年对肾本质的研究表明，肾虚具有不同程度的下丘脑—垂体—肾上腺—胸腺（HPAT）轴功能的低下。该轴是神经内分泌免疫网络的重要部分，肾上腺皮质激素是免疫抑制物质，能明显抑制T淋巴细胞对有丝分裂刺激的增殖反应及自然杀伤细胞活性，应用生理剂量的地塞米松能有效抑制这种现象；同样用六味地黄丸、右归丸类能调整肾上腺皮质激素对HPAT轴的抑制，该抑制系统是通过影响细胞因子所产生的。许多实验表明，免疫细胞分泌的细胞因子可以影响生殖神经内分泌、卵巢功能、胚胎的着床和发育以及胎盘功能等。反之，生殖系统中的一些细胞成分及胚胎本身也可以调节免疫细胞合成和分泌细胞因子。上述诸环节均与肾相关联，所以肾虚为免疫性不孕发病之本。

2.肝郁为免疫性不孕发病之标

首先，女子以肝为先天，以血为本，肝为刚脏，内富风火，需疏泄条达，以柔和为顺。女性素多抑郁，或有暴怒伤肝，均可使肝的疏泄功能失常致肝失条达，气血失调，冲任不能相资；或部分患者可因郁久化热而成肝火亢盛，血海蕴热，而日久不孕。其次，肝藏血，体阴而用阳，阴血足才能柔润以养肝。如肝阴（血）不足，冲任亏虚，胞脉失养；或阴虚火旺，血海蕴热，均不能成孕，故肝失条达与女性不孕密切相关。

通过临床实践，许老认为肝郁肾虚应为此病主要原因。在调肝补肾治疗中，可以调整机体免疫功能，促进抗体消失。方剂以调肝汤加减：柴胡10g，当归10g，白芍10g，菟丝子30g，女贞子20g，枸杞子20g，沙苑子30g，丹参20g，生黄芪20g，制香附10g，益母草10g等。

大量有效病例证实，此法疗效肯定，治疗中不用避孕，2～3个月抗体消失，怀孕者众。

（二）治验病案举例

王某，女，34岁。初诊日期：2014年11月4日。患者行人流术后7年，近1年余未避孕而未怀孕。患者2007年结婚，于2008年10月底怀孕，伴见咳嗽、咯痰、呼吸困难，于2008年11月在潍坊某医院诊断为肺结核，给予抗结核治疗，并行人流术，经治疗痊愈后出院，近1年余未避孕而未怀孕。于 2011 年在潍坊医院行输卵管通液检查示双侧输卵管通畅，而后口服氯米芬 3 个月，但一直未妊娠。2012 年患者出现月经后期，在潍坊某医院服中药治疗 2 个月（具体用药不详），月经恢复正常。此后一直工具避孕至 2013 年 9 月。此后夫妇同居 6 个月未孕，在当地医院查抗精抗体阳性。服中药仍未怀孕，且复查抗精抗体仍为阳性。

刻下症：近 1 年夫妇同居，性生活正常未避孕而未怀孕。平时无明显下腹部疼痛，白带不多，月经周期尚规则，食纳可，睡眠佳，大小便正常，经前乳房胀痛，时腰酸，舌质暗、苔薄白，脉沉细。

既往史：28 岁患肺结核，经治疗痊愈。否认肝炎及其他传染病史。否认心脏病、高血压病史。无外伤史，无输血史。预防接种史不详。否认药物、食物过敏史。

月经婚育史：月经 12 岁初潮，周期 30 ~ 32 天，带经 6 天，量中，色暗红，有血块，痛经（-），人流术后近两年月经量略增多，经前乳房胀痛，且经期伴腰酸痛。末次月经：2014 年 10 月 27 日。配偶同岁，体健，2009 年查精液常规正常。性生活正常，否认性病史。孕 1 产 0。

查体：体温 36.5℃，血压 110/80mmHg。一般情况可，胸腹查体无明显阳性体征。妇科检查：外阴（-）；阴道：分泌物不多，清洁度 I度，未见滴虫、霉菌；宫颈：轻度糜烂；子宫：前位，正常大小，质中，活动可；附件：双侧条索状增厚，轻压痛。

实验室检查：抗精抗体阳性。

西医诊断：继发性不孕症（抗精抗体阳性），宫颈炎，附件炎。

中医诊断：断绪（肾虚肝郁兼血瘀）。

治法：补肾疏肝，活血化瘀。

处方：柴胡 10g，当归 10g，白芍 10g，菟丝子 30g，女贞子 20g，枸杞子 20g，沙苑子 30g，丹参 20g，生黄芪 20g，制香附 10g，益母草10g，莪术 10g。14 剂。

二诊：2014 年 10 月 18 日。服上方后未诉不适，基础体温上升，高度可，舌质暗、苔薄白，脉沉细。上方加巴戟天 10g，14 剂。

此后患者用上方回当地服用 2 个月，电话告知妊娠。

按语：患者"人流术后 2 年，近 1 年未避孕而未怀孕"，中医诊断为"断绪"。人流术损伤患者肾气，导致冲任不足，胞脉匮乏，加之妊娠后因结核行人流术，心情抑郁，肝气郁滞，气血运行不畅，胞脉阻滞，两精因虚、滞而难于相合，故难于成孕。舌暗属血瘀之象，脉沉细属肾虚之象。纵观脉症，病位在冲任胞脉，病性属虚实夹杂，证属肾虚肝郁兼血瘀。治疗则补肾疏肝，活血化瘀。辨证准确后宜守方坚持服用 3 个月，自然成效。

四、精液异常性不孕证治

精液异常，往往是男性不育症的主要原因。其精液异常分别表现：精液总量少于 2mL、精子总数少于 $2 \times 10^7/mL$、精子畸形率大于 3000、精子成活率小于 60%、精子活动力小于 50%、精液排出体外 1 小时内不液化等。

（一）辨证论治经验

许老认为精液异常主要是由肾阳虚或肾阴虚，或因肾虚水不涵木，累及肝、脾而致气滞血瘀或湿热胶结，殃及精室。前者与肝相关，后者与脾相连。

1. 肾阳虚型

主要证候：畏寒，阴囊部寒冷，脉沉细，舌苔薄白。

处方：右归饮加减。熟地黄 10g，山药 20g，山茱萸 10g，菟丝子 30g，枸杞子 20g，鹿角胶 10g，杜仲 20g，当归 10g，肉桂 6g，附片 10g。

加减化裁：如为少精症，则去上方中杜仲、肉桂、附片，加赤芍 10g，红参 10g；如精液不液化，上方加萆薢 10g；如为死精症，上方加续断 10g。

疗程：3个月为1个疗程，服药期禁饮酒及食辛辣之物，生活有规律，睡眠要充足，性生活每周1次。

2. 肾阴虚型

主要证候：形体瘦小，易烦躁，脉细滑，舌质稍红。

处方：左归饮加减。熟地黄10g，山药20g，紫石英30g，菟丝子30g，枸杞子20g，龟甲胶10g，鹿角胶10g，牛膝10g。

加减化裁：如为少精症，上方加当归10g，赤芍10g，女贞子20g，墨旱莲15g；如为精液不液化，上方加丹参30g，萆薢10g，黄柏10g。

疗程：3个月为1个疗程，服药期禁饮酒及食辛辣之物，生活有规律，睡眠要充足，性生活每周1次。

3. 气滞血瘀型

主要证候：阴囊胀痛，睾丸坠痛，脉弦，舌质稍暗。

处方：四逆散加减。柴胡10g，枳实10g，赤芍10g，生甘草10g，丹参30g，佛手片10g。

加减化裁：如睾丸坠痛，上方加王不留行20g，皂角刺10g，橘核10g，路路通20g；如阳痿，加用六味地黄丸。

疗程：3个月为1个疗程，服药期禁饮酒及食辛辣之物，生活有规律，睡眠要充足，性生活每周1次。

4. 湿热蕴结型

主要证候：尿频，尿后滴白，小便分叉，小腹及腰痛，脉细滑，舌苔黄。

处方：龙胆泻肝汤加减。龙胆草6g，黄芩10g，栀子10g，泽泻10g，车前子10g，当归10g，生地黄10g，柴胡10g，生甘草10g。

加减化裁：如不射精者，用萆薢分清饮加穿山甲10g，路路通20g，王不留行20g；如精液不液化，用萆薢分清饮加当归10g，赤芍10g，或龙胆泻肝汤加萆薢10g；阳强不射精则用龙胆泻肝汤加穿山甲

第二章

10g，王不留行 20g，石菖蒲 10g，路路通 20g。

疗程：3 个月为 1 个疗程，服药期禁饮酒及食辛辣之物，生活有规律，睡眠要充足，性生活每周 1 次。

（二）治验病案举例

病例一

李某，男，28 岁，司机。初诊日期：2015 年 4 月 10 日。婚后 3 年未育。患者性生活正常，女方各项检查均正常，患者精液检查为不液化，并有白细胞 12～15 个。平素感觉腰酸，耳鸣，易烦躁，尿频，脉细滑数，舌质红、无苔。无烟酒嗜好。

中医诊断：精液不液化（肾阴不足）。

治法：先清热利湿，而后滋阴补肾，益精养血。

处方：当归 15g，赤芍 15g，滑石 15g，生甘草 10g，猪苓 10g，薏苡仁 20g，黄柏 10g，蒲公英 10g，萆薢 10g，郁金 10g，石菖蒲 10g。14 剂。

二诊：4 月 24 日。述服上方后尿频好转，脉细，舌质稍红。

处方：熟地黄 10g，山药 10g，枸杞子 15g，山茱萸 15g，牛膝 10g，菟丝子 15g，鹿角胶 15g，龟甲胶 15g，萆薢 10g，黄柏 10g，丹参 20g，茯苓 20g。20 剂。

停药 1 个月后女方怀孕。

病例二

高某，男，41 岁，干部。初诊日期：2014 年 11 月 5 日。婚后 4 年未育。同居生活，未避孕未育。女方各项检查均正常，性生活正常，在某医院泌尿外科检查生殖器官发育正常，精液常规检查示：精液总量为 5mL，无精子。平素畏寒，手足发凉，形体肥胖，无头晕耳鸣，纳可，寐实，便溏，脉沉细，舌质正常、薄白苔。无烟酒嗜好。

中医诊断：无精症（肾阳虚弱）。

治法：温补肾阳，兼以填精。

处方：白人参 30g，鹿茸蜡片 2g，山茱萸 10g，紫河车 10g，枸杞子 20g，熟地黄 20g，当归 10g，菟丝子 50g，丹参 30g，炒白术 15g。7 剂。

二诊：11 月 12 日。服药后无任何不适，大便成形，上方去白术，改砂仁 5g，14 剂。

三诊：11 月 19 日。复查精液常规，精子数 3×10^7/mL，脉细，仍服 11 月 5 日方 30 剂，共服药 2 个月，女方怀孕。

按语：虽然两个患者都有不育情况，但前例属于肾阴亏虚，兼有湿热；后者则是一派阳虚之象。故前例先清后补，后例始终在补，两例时刻不忘阴阳互根之理，药物组成阴阳相配，服用补益药物时，注意守方，最终均获良效。

第四节

其他妇科病证治

一、盆腔炎证治

盆腔炎包括子宫体部、输卵管、卵巢及盆腔腹膜与子宫周围的结缔组织的炎症。由于盆腔生殖器官的解剖位置与淋巴系统及血液供应关系密切，所以炎症常常不局限于某一器官，而极易蔓延到周围部位并向盆腔腹膜扩散，故总称为盆腔炎。

盆腔炎包括子宫体部、输卵管、卵巢及盆腔腹膜与子宫周围的结缔组织的炎症。由于盆腔生殖器官的解剖位置与淋巴系统及血液供应关系密切，所以炎症常常不局限于某一器官、而极易蔓延到周围部位并向盆腔腹膜扩散，故总称为盆腔炎。

（一）病因病机

盆腔炎分急性盆腔炎和慢性盆腔炎两大类。在月经期、产后及人工流产术后或不全流产后，人体抵抗力较为低下，再加之子宫腔内可能有残留血液及坏死组织，极易感受湿热邪毒。邪毒客于胞宫或阻于胞脉，影响冲任气血运行，气血瘀滞而致急性盆腔炎。若脏腑感受病邪，循经下行，传至盆腔脏器，如肝经与脾胃遭受湿热邪毒，循经下行，影响冲任功能，导致邪毒客于胞宫及其附属器官而致慢性盆腔炎。如果急性盆腔炎治疗不当或未能彻底治愈，以及患者抵抗力差、病情迁延不愈，也可导致慢性盆腔炎。此外，由结核杆菌所引起的内生殖器的慢性炎症，又称结核性盆腔炎。原发结核性盆腔炎非常少见，该病多由其他脏器的结核病灶，通过血行播散、直接蔓延、淋巴转移等传播方式所引起。其病变可侵犯子宫内膜、卵巢、输卵管、盆腔腹膜等，造成黏膜病变，形成溃疡、干酪性坏死等。原发病灶多为肺结核或结核性腹膜炎。

（二）临床表现

1.急性盆腔炎

（1）热毒壅盛型。症见高热（体温 38～40℃）或畏寒、头痛，持续性下腹疼痛拒按，带下量多、色黄如脓、秽臭，或伴有恶心、口干，尿频尿痛，肛门坠胀、排便困难或腹泻等。

妇科内诊检查：阴道充血，宫颈充血水肿，举痛明显，子宫大小可正常或大于正常，活动性差，两侧附件增粗，有压痛，宫旁组织增厚，压痛明显或触及包块等。舌质红、苔黄腻或燥，脉洪数或滑数。

（2）瘀毒壅结型。症见高热不退或低热起伏，周身疲乏，下腹胀痛拒按，带下黄稠秽臭，腰痛，脘闷，纳差，尿黄，大便燥结或稀溏，舌质红、苔薄黄或黄腻，脉细数。妇科内诊检查可扪及包块。

若出现面色灰暗，手足逆冷，体温降低，冷汗淋漓，腹胀，舌质红、苔少，脉微弱，则说明炎症扩散，出现中毒性休克，此为重险之症。

2. 慢性盆腔炎

（1）湿热瘀结型。症见低热起伏，腰酸腹痛，经行或劳累时加重，胸闷纳少，口干不欲饮，经行先期，带下色黄秽臭，大便秘结或稀溏，小便短赤，舌质红、苔薄黄，脉弦细。

（2）寒凝气滞型。症见小腹胀痛有冷感，腰既酸痛，行经或劳累后则甚，经行后期量少，色紫有块，得温则舒，带多清稀，舌质淡或有瘀点、苔白腻，脉沉迟。

结核性盆腔炎可见午后潮热，盗汗，腹胀，经闭或月经量少，妇科检查可触及盆腔包块，舌红无苔，脉细数。

（三）诊断

1. 急性盆腔炎

（1）主要症状：常见产后或流产后及妇科手术后，恶寒发热（体温可达 39 ~ 40℃），下腹疼痛，有压痛或肌紧张，或可于下腹部一侧扪及肿块，分泌物增多，呈脓性，腹胀便秘。如发生腹膜炎，可产生腹膜刺激症状，如恶心、呕吐等。

（2）妇科检查：可见阴道充血，有灼热感，并有大量脓性分泌物，穹窿部有触痛，宫颈充血、水肿、有提举痛。子宫复旧不良或活动受限，附件一侧或两侧有片状增厚，有时可扪及包块。当有脓肿形成且位置较低时，可扪及后穹窿有肿块并有波动感。

（3）实验室检查：白细胞计数达（15～30）×10⁹/L。

2.慢性盆腔炎

（1）主要症状：常有急性盆腔炎病史，可无发热，但反复下腹坠胀、疼痛，或伴腰骶酸痛，白带多，痛经，消化不良，周身不适，月经不调以及不孕等。

（2）妇科检查：子宫与周围组织粘连而致位置不正常，一侧或双侧附件区增厚或呈条索状，多伴有压痛；有时可扪及壁薄、囊性感及不活动的炎性积液包块，子宫骶韧带有时增粗变硬等。

对结核性盆腔炎的诊断应注意以下几点：①症状特点：主要有潮热、盗汗、无力、消瘦等，并有腹胀或不孕。初期可有月经失调，量多，晚期可造成月经稀发和闭经，带下增多或有臭味，并呈干酪样。舌质红、无苔，脉细数。②体征：慢性消耗性病容，午后颧红，低热，腹部可有揉面感，下腹部可有压痛。妇科检查：盆腔可触及肿块，附件增厚，输卵管僵直或呈结节串珠状。③辅助检查：血沉增快，结核菌素试验阳性，子宫内膜病理切片有结核改变。

盆腔X线平片可见钙化点，子宫输卵管碘油造影，可见子宫腔缩小，表面不光滑，输卵管呈僵直或串珠样改变。

（四）鉴别诊断

1.急性盆腔炎与其他疾病的鉴别

（1）卵巢囊肿扭转或破裂。扭转或破裂常为突然发生，疼痛较剧，以病侧突出，盆腔检查时可扪及包块。扭转时间长，囊肿坏死、感染或破裂时则出现腹膜炎的症状和体征，盆腔检查可扪及一侧附件区有触痛性包块。

（2）异位妊娠。异位妊娠一般有停经史，可伴早孕反应，同时多伴有阴道出血，妊娠试验可能为阳性，一般不会出现寒战、高热，偶有低热、疼痛及内出血为其主要特征。可在短时内出现进行性贫血，甚至失血性休克,后穹隆穿刺常可见不凝结之血液。而急性盆腔炎,则以感染中毒性症状及疼痛为主,后穹隆穿刺物为粉红色炎性渗出液或脓液。

(3)急性阑尾炎。阑尾炎出现的疼痛,开始时多起于胃区或全腹部,不久疼痛转至右下腹麦氏点,并有压痛。急性盆腔炎之疼痛多为双侧,位置比阑尾炎低。阑尾炎的腹肌痉挛及强直较显著,而盆腔炎不明显,即使出现,位置也较低。单纯性阑尾炎发热多在38~38.5℃,血沉正常或稍偏高,而急性盆腔炎体温较高,血沉增快。

2.慢性盆腔炎与其他疾病的鉴别

(1)卵巢良性肿瘤和恶性肿瘤。通过妇科内诊及盆腔 B 超检查,可见良性卵巢肿瘤形近圆形肿块,多为单侧、囊性、活动;而盆腔炎所致的输卵管积水或输卵管卵巢囊肿,则多为双侧,活动受限,有不孕及盆腔感染史;卵巢恶性肿瘤,多为不规则形较为固定的实性包块,少数可伴有疼痛或炎性反应。

(2)子宫内膜异位症。子宫内膜异位症以痛经逐渐加剧,月经失调为特征。若扪及宫旁、后穹窿上方、子宫骶韧带上有内膜异位囊肿或结节,更有助于诊断。此外,女性内生殖器官结核,病程较缓,体征亦常易与一般盆腔炎混淆,凡遇炎症不典型之病情,都应考虑结核可能而予以鉴别。此外,结核性盆腔炎,结核菌试验可能为阳性。

(五)治疗

1.急性盆腔炎的治疗

本病分为热毒壅盛及瘀毒壅结两型。但两者往往不能截然分开,当热毒壅盛未得到控制,则可成瘀毒壅结,亦可当热毒壅盛之际,同时有瘀毒壅结存在。因此,临床治疗时必结合体征详细检查。

(1)热毒壅盛型。治宜清热解毒,佐以活血。处方:金银花、连翘、败酱草各 30g,红藤 30g(或红药子 15g),生薏仁 15g,牡丹皮 10g,栀子 12g,赤芍 15g,桃仁 10g,川楝子 10g,蒲公英 15g。

若兼表证者，加荆芥 10g，防风 10g，白芷 10g；若高热不退，可加犀角（水牛角代）粉（分冲）1g 或安宫牛黄丸同服；若便溏热臭者，加葛根 10g，黄芩 10g，黄连 10g；若便秘者，加大黄 5g，玄明粉 5g；若腹胀者加广木香 10g，香附 10g；若带下多者，加黄柏 10g，茵陈 20g，土茯苓 15g。

（2）瘀毒壅结型。治宜清热解毒、破瘀散结。处方：三棱 10g，莪术 10g，牡丹皮 10g，丹参 10g，赤芍 10g，桃仁 10g，生薏仁 15g，红藤 30g（或红药子 15g），败酱草各 30g。若包块大而腹痛甚者，加乳香 5g，没药 5g；若脘闷纳差者，加厚朴 10g，陈皮 10g，山楂 15g，神曲 10g；若腰酸痛者，加续断 10g，桑寄生 30g；若气虚者，加党参 30g，白术 15g；若血虚者，加当归 25g，川芎 15g；若为阴竭阳脱之重症者，方用参附汤合生脉散加黄精以回阳固脱。

2. 慢性盆腔炎的治疗

慢性盆腔炎常有纤维组织增生，炎症部位形成索条状物或包块，生殖器官活动受限，影响盆腔气血运行，故其治疗应以活血行气，软坚散结为主，以软化增生组织，并促其吸收。

（1）湿热瘀结型。治宜清热利湿，活血化瘀。处方：猪苓 12g，茯苓 12g，车前子（包煎）12g，泽泻 10g，茵陈 15g，黄柏 10g，栀子 10g，牡丹皮 10g，赤芍 15g，牛膝 10g，莪术 10g，桃仁 10g，红花 10g，香附 10g。

（2）寒凝气滞型。治宜温经散寒，行气活血。处方：嫩桂枝 10g，茯苓 12g，桃仁 10g，牡丹皮 10g，赤芍 10g，三棱 10g，莪术 10g，熟大黄 5g，鱼腥草 15g。

治疗时如再配用理气活血，软坚散结药进行中药外腾和中药灌肠，则效果更佳。

若为结核性盆腔炎，治宜滋阴清热，软坚散结。处方：生鳖甲（先煎）20g，生龟甲（先煎）20g，生牡蛎（先煎）20g，地骨皮 15g，青蒿 10g，柴胡 10g，知母 10g，赤芍 15g，莪术 10g，夏枯草 10g，远志 10g。

3. 治疗盆腔炎应注意的几个关键问题

盆腔炎为常见的妇科疾患之一，一般病程较长，特别是长久不愈的慢性盆腔炎，除有局部症状与体征外，多同时伴有不同程度的全身反应。治疗时应注意以下几点：①治疗急性盆腔炎时，应嘱患者卧床休息，多采用半卧位，使炎症局限于盆腔。应注意患者饮食，让患者吃富有营养而易消化的食物。高热而尿量正常者可多饮水。②治疗急性盆腔炎时，可同时选用对病菌敏感的抗生素静脉滴注，以增加疗效。而治疗慢性盆腔炎时，则不要滥用抗生素。事实证明，长期采用抗生素治疗慢性盆腔炎，不但无效，反而易产生耐药性。③对于急性盆腔炎，应尽快明确诊断，积极治疗，以免演变为慢性盆腔炎。

（六）辨证论治经验

1. 慢性盆腔炎的西医病理概念及其中医诊治存在的主要问题

盆腔炎是盆腔内生殖器官及盆腔周围结缔组织以及盆腔腹膜等炎症性病变的总称。其中，慢性盆腔炎是妇科的常见病、多发病。据报道，因下腹及腰痛就诊者约占妇科门诊人数的 1/4，其中大部分是慢性盆腔炎患者。国外统计资料表明，15 ～ 19 岁妇女中有 3% 的人患有急性或慢性盆腔炎，30 ～ 34 岁妇女的发病率为 14%。本病的临床表现主要是长期反复发作的下腹部或腰骶部疼痛、白带增多、月经失调和痛经等，相当一部分患者因本病导致输卵管堵塞而不孕。此外，文献报道，妇科炎症是异位妊娠发生率明显升高的直接原因。因此本病严重地影响了广大妇女的工作和生活质量。在西医学的概念上，所谓的慢性盆腔炎的"炎性"病理改变会呈现组织充血、水肿，纤维组织增生、增厚和粘连等，此时患病部位多无病原体的繁殖和活动，此时的治疗对抗生素不敏感。由于慢性盆腔炎病程日久，迁延难愈，且常反复发作，可导致患者神经衰弱，精神抑郁，影响其工作和日常生活。

西医采用理疗的方法治疗慢性盆腔炎只能暂时缓解症状，往往在劳累、经期、性生活或生气后又复发，故目前西医尚无理想疗法。许老认为，中医药治疗慢性盆腔炎存在的比较突出的问题有两点，其一在治法上，目前清热解毒中药为大法治疗慢性盆腔炎并不是非常符合中医诊治该病的精神；其二市场上非常多的非处方中成药物，也是拟用清热解毒药组方，如此，久则必因清热解毒药的长期运用带来负效应，对中医诊治该病造成很坏的影响。因此，深入研究和探讨中医药治疗慢性盆腔炎的病因病机，对于切实提高疗效具有重要的现实意义，而对于慢性盆腔炎之"炎"字的中医探讨，对中医临床诊治该病形成良好的思维模式有非常积极的意义。

2. 慢性盆腔炎不是"炎"，瘀血阻滞冲任为其主要病机

急、慢性炎症治法不同。凡急性炎症，大家的习惯思维多用清热解毒药，如典型代表方剂五味消毒饮以金银花、蒲公英、紫花地丁、生地黄、生甘草等药物清热解毒为主治疗。但是对于慢性炎症，也存在着许多中医大夫一听有"炎"字，则习惯性地在处方中加入清热解毒药物，以为"炎"即是中医的"毒"。殊不知，实际上患慢性炎症的患者多数存在阳气不足，无力伐邪，也就是说存在人体修补恢复功能不足的客观情况。此时，若一味清热解毒，则邪不去而真元愈伤，反而助邪，导致药到病不除的情况。在此问题上，许老有独到的认识，即慢性盆腔炎在辨病的基础上，仔细辨证最为要务，而不是一味的清热解毒才能治疗炎症。只有这样对症下药，慢性炎症才能迎刃而解，取得显著疗效。

许老认为，盆腔炎多为经期、产后或盆腔手术后调摄不当，气血失调，不慎感染湿热邪毒，热入血室，瘀阻冲任引起。根据不同的临床表现可分为急性与慢性两种。急性盆腔炎中医辨证为冲任瘀热证，治以清热解毒利湿、理气活血通络为主，药用柴胡、枳实、赤芍、甘草、连翘、蒲公英、白花蛇舌草、牡丹皮、桃仁、红花、土茯苓等。如有包块，

加三棱、莪术；痛甚加血竭；带下量多，加黄柏、萆薢。急性炎症的治疗确实需要考虑"炎"及"毒"的存在。而慢性盆腔炎则不然，其发生及其病机需要更细微的认识和思考。慢性盆腔炎的发生，多由于患者宫腔手术后病菌上行感染，治疗不及时或不彻底所致。疼痛症状为主要临床表现，如下腹疼痛、腰骶疼痛、痛经等，妇科检查则往往发现宫体固定或触痛，附件增粗或厚且触痛，甚至形成盆腔包块（癥瘕）。中医虽无慢性盆腔炎的病名记载，但在"妇人腹痛""痛经""带下""癥瘕"等病证中多有论述。其病机，细究应该考虑如下：女性胞宫、胞脉等重要脏器位于人体下焦，冲、任、督、带通过经脉与五脏六腑相联系，以获取精微营养，借以完成胞宫、胞脉的孕育活动。当病邪经阴户侵袭并壅遏于胞宫、胞脉时，势必使胞脉之气血运行受阻，进而瘀滞不通，最终导致"瘀血"的产生。"不通则痛"，发为痛证这一主要证候。瘀血一方面是病理产物，另一方面也是导致慢性盆腔炎下腹疼痛诸症发生的重要发病机制。综观慢性盆腔炎的临床表现，除了气血运行受阻，不通或不畅而导致的小腹、少腹等冲任经脉循行部位的疼痛外，还可有冲任脉之重要功能失调的表现，如月经不调、婚久不孕，甚则异位妊娠等。从现代解剖学来看，女性盆腔内 2 ~ 3 条静脉伴随一条同名动脉循行，大静脉干之间有较大的吻合支形成众多静脉丛，且生殖系统的静脉丛又与膀胱、直肠的静脉丛相通。这种丰富复杂的循环特点是盆腔器官完成其功能所必备的结构，同时也为盆腔"瘀血"的形成提供了病理条件，尤其当盆腔感染发生时，盆腔组织充血水肿，盆腔静脉血流更加缓慢，最终导致瘀滞的产生。有相当多的中医药研究提示：盆腔炎患者存在不同程度的血液流变学改变，即血液处于浓、黏、滞、凝的状态。所以，无论是运用中医理论对本病的发生与发展所做出的病机分析，还是根据现代医学生理病理知识进行研究，"瘀血阻滞冲任胞脉"都是慢性盆腔炎的重要中医病机，此时的"毒"则退居到次要甚至不存在的地位。

3. 辨证论治是治疗慢性盆腔炎的根本

既然慢性盆腔炎以瘀血阻滞冲任为根本病机，那么"血实者宜决之"。故化瘀祛滞，消除冲任胞脉气血运行的阻碍，应是治疗本病始终遵循的基本法则。但许老认为，血属阴，赖气推动，故温药有助于推动血行，消散瘀血。也有相当多的中药药理研究显示：以温经活血化瘀药组方的中药治疗慢性盆腔炎的疗效更优。因此，在确立了温经活血化瘀为本证治疗的"主要法则"后，许老认为应遵循中医辨证施治的理论，依据患者病程之长短久暂、体质之虚实强弱、所感病邪之寒热盛衰，相应地在温化瘀血的基础上运用理气、祛湿、益气、养血或佐以清热等法，使招致破坏的生理功能得以恢复，最终恢复"阴平阳秘"的生理状态。因此，慢性盆腔炎既不是单纯的"解毒"，也不是简单的"活血化瘀"的问题。此时，临证以抓主症作为最重要的办法。若临床见到下腹胀痛为主，大便干燥，妇科检查未扪及明显包块，则以理气活血温通为主，用四逆散加当归、丹参；如见到下腹疼痛，腰骶部疼痛，妇科检查扪及包块，则以活血消癥散结为主，用桂枝茯苓丸加三棱、莪术等；如见到下腹部钝痛，白带多，色黄，则以祛湿活血为主，用薏苡附子败酱散加味；如见到下腹部隐痛，腰酸软，疲乏无力，则益气养血活血，用小建中汤加味。在治疗过程中，许老坚决主张慢性炎症慎用凉药，以防伤及肠胃，但如患者伴有低热，腹痛较为严重，妇科检查压痛明显，适当增加 1～2 味清热解毒药物于处方中，服用时间应掌握中病即止的原则，而不宜长期服用。

4. 慢性盆腔炎需要综合治疗

慢性盆腔炎往往由于病程较长，反复发作，缠绵难愈，使临床表现呈现寒热错杂、虚实夹杂等复杂情况，治疗需要较长的时间，至少 3 个月为 1 个疗程。临床上如果只采取单一的口服疗法效果往往不佳，并且还可能因长期口服活血化瘀药物导致脾胃受损。因此，治疗手段上，许老主张采用综合疗法，多途径给中药，即辨证与辨病确立中药口服处方，同时非经期配合中药灌肠、中药外敷和中药静脉输液。灌肠、外敷药则采用气味俱厚、温经通络之丹参、透骨草、乳香、没药、红花、皂角刺、桂枝等温通散结，活血化瘀，软化粘连之组织，从直肠局部、腹壁等多途径给药，使药物渗透既能直达病所，又能避免长期口服活血中药对脾胃的损伤。辅以静脉点滴丹参注射液可改善全身微循环，则更有利于瘀血的消散和吸收。

（七）治验病案举例

病例一

成某，女，27岁，干部，已婚。患者因腰酸、下腹疼痛伴发热3天前来就诊。患者26天前因右输卵管峡部妊娠破裂而行右输卵管切除术，手术顺利。伤口愈合良好，10天后出院。但出院13天后，突感腰酸，下腹剧痛，右侧较为明显，寒战，发热，体温39℃，白带量多，色黄，质黏稠。妇科检查：阴道、宫颈充血，子宫偏右，活动度欠佳，压痛明显，右附件区有片状增厚。舌质红、苔薄黄。脉细数。

患者14岁月经初潮，周期30～35天，带经5～7天。色紫红，量偏多，有血块，痛经（±），孕1产0。

诊断：急性盆腔炎。

辨证：热毒壅盛，兼有瘀结。

治法：清热解毒，活血散结。

处方：金银花30g，连翘30g，败酱草30，红藤30g，生薏仁15g，牡丹皮10g，栀子10g，赤芍10g，川芎10g，桃仁10g，生甘草10g。

服上方5剂后，体温降至37.6℃，但大便秘结，已5天未排，白带仍多，质黏稠。在上方基础上加酒大黄5g，黄柏10g。

继服7剂后，体温降至正常，大便每日1次，下腹疼痛有所减轻，白带量减少，效不更方，再加蒲公英15g，重楼10g。

服用 10 剂后，患者自感腹痛明显减轻，白带量、色已转正常。以后又按上法加减用药。治疗 3 个月后，妇科内诊检查阴道、宫颈均正常，子宫活动虽欠佳，但压痛减轻，右附件未触及片状增厚，压痛（−），1 年后复孕生子。

按语： 患者因右输卵管峡部妊娠破裂而行右输卵管切除术，术后体虚，加之有残留的血液及坏死组织在盆腔内，再感湿热邪毒，客于胞宫，阻于胞脉，影响了冲任气血的运行，因气血瘀滞而致急性盆腔炎。

对此病的治疗一定要及时、彻底，治则以清热解毒、凉血活血为主，并用行气散结，预防组织增厚而转入慢性盆腔炎。故方用金银花、连翘、红藤以清热解毒、消痈散结；用牡丹皮、栀子、赤芍以清热凉血、活血；用桃仁、川芎以行气活血；用生薏仁、生甘草以清利湿热。此方清热解毒、消肿散结之药用量较大，而活血凉血之药用量较小，意在防活血太过，使脓毒扩散蔓延。

病例二

赵某，女性，28 岁。初诊日期：2018 年 2 月 26 日。两年前，患者因人工流产后开始出现小腹部疼痛，腰困，体倦乏力，白带量多色黄，经期小腹疼痛加重，月经周期尚正常，但血块多，色暗。妇科检查：左侧附件明显增厚、压痛，诊断为盆腔炎。经用抗生素和中药治疗，效果不明显。两年未怀孕。近日因劳累腹痛加重，伴有低热（T：37.2 ~ 37.9℃），尿频，尿黄。舌质暗、苔薄，脉沉细。血常规：WBC：17×10⁹/L，盆腔 B 超示：盆腔炎。末次月经 2018 年 2 月 18 日。

西医诊断： 慢性盆腔炎，继发性不孕症。

中医诊断： 妇人腹痛（冲任瘀血），断绪（冲任瘀血）。

治法： 温经散结，活血化瘀，佐以清热解毒。

处方： 桂枝茯苓丸加减。桂枝、桃仁、牡丹皮、香附、莪术各 10g，赤芍、蒲公英、白花蛇舌草各 15g，丹参、生黄芪各 30g，茯苓

20g，三七粉（冲）3g。

7剂，每天1剂，水煎服并用中药外敷及灌肠，每天1次。另用丹参注射液20mL加5%葡萄糖注射液250mL静滴，每天1次。治疗1周后，腹痛消失，体温正常，小便转清，仍腰困。上方加菟丝子30g，续服7剂，诸症大减，腰困好转。上方去蒲公英、白花蛇舌草，加鹿角霜10g，又服7剂。2018年3月18日经行时无腹痛，血块减少，经色正常。

后以上方加减服用1个月，患者怀孕。

按语： 患者病起于人工流产后，冲任气血受损，运行无力，导致冲任气滞血瘀，不通则痛，故而出现下腹疼痛，痛经，经血有血块，附件增厚、压痛；病程日久，气血更虚，故而出现腰困、体倦乏力、白带量多等。冲任瘀阻，导致两精难于相搏，故而不孕。因疼痛症状较重，附件增厚明显，故而采用桂枝茯苓丸加三棱、莪术等破血药物，佐以清热药物，配合黄芪益气、三七止痛，药物与症状丝丝紧扣，故腹痛渐平；腹痛缓解后，则用菟丝子、鹿角霜等补肾、调冲任的药物善后，因此，患者得孕而果。

病例三

孙某，女性，31岁。初诊日期：2014年9月10日。患者下腹疼痛反复发作1年，经治疗有所好转。5天前劳累后出现下腹部胀痛加重，不伴发热，未曾服药，腹痛仍间断性发作，偶腰痛，白带多，色黄，腹痛未向其他部位放射，不伴恶心呕吐，无腹泻，腹胀痛，不伴白带增多，腰骶部无不适，无发热，月经规则，无明显痛经，饮食正常，大小便正常。2015年患者行人流术后，一直工具避孕，近1年未避孕也未怀孕。配偶未查精液常规，患者今年8月行妇科检查：双侧输卵管通而不畅。舌质暗、苔薄白，脉细。

查体： 一般情况可，T：36.4℃，BP：90/60mmHg。胸腹查体无明显阳性体征。妇科查检：阴道分泌物不多，清洁度Ⅰ度，未见滴虫、霉菌；

宫颈：中度糜烂；子宫：前位，正常大小，质中，活动可；附件：右侧略增厚，压痛（＋），左侧（－）。盆腔B超示：子宫后壁小肌瘤（2.1cm）。

西医诊断： 慢性盆腔炎，继发性不孕，宫颈炎，子宫肌瘤。

中医诊断： 妇人腹痛（气滞血瘀），断绪（气滞血瘀），石瘕（气滞血瘀）。

治法： 理气活血，化瘀止痛。

处方： 四逆散加味。柴胡10g，枳实10g，赤芍10g，甘草10g，穿山甲10g，丹参30g，生黄芪30g，水蛭10g，三七粉（冲）3g。7剂。

上方每天1剂，水煎服并用中药外敷及灌肠，每天1次。另用丹参注射液20mL加5%葡萄糖注射液500mL静滴，每天1次。经期停用。上方加减治疗3个月后腹痛减缓，且因停经40天，查早孕（＋），遂停药。12周后经盆腔B超证实为宫内活胎而转产科。

按语： 患者下腹疼痛1年，加重5天，中医诊断为妇人腹痛。患者病起于人工流产后，气血损伤，导致冲任气血运行乏力，蓄血留瘀，气滞血瘀结于冲任，不通则痛。下腹胀痛、舌质暗均为气滞血瘀之象。冲任胞脉瘀阻，两精难于相搏故有不孕。瘀血结聚下焦胞宫，形成癥瘕。瘀血日久，损伤气血，导致脉细，纵观脉症，病位在冲任胞脉，病性偏实，证属气滞血瘀。故治疗拟用理气活血，化瘀止痛，佐以扶正药物，其中水蛭为虫类药物，对于体内顽固瘀血作用明显。全方由于药专力宏，其效显无疑。

病例四

胡某，女，63岁。初诊日期：2014年8月20日。下腹疼痛十余年，加重2年。患者十余年前出现下腹部疼痛，遂到某中医院就诊，诊断为"盆腔炎"，行中西药物治疗，症状可缓解，但仍时有间断性下腹部疼痛发作。近两年来，下腹部疼痛发作加重，服用中西药物后不能缓解。走路、劳累后下腹痛加重，今年在另一家中医院住院，灌肠治疗后症状改善不明显。

刻下症：下腹胀痛，拒按，腰骶部无明显疼痛，白带不多，饮食正常，睡眠欠佳，大小便正常。舌质暗、苔薄白，脉沉细。

月经婚育史：月经 14 岁初潮，量不多，色暗，痛经（±），53 岁绝经。30 岁结婚，配偶年长 3 岁，体健。性生活正常，否认性病史，孕 0 产 0。未避孕一直未怀孕。

查体：一般情况可，下腹部平软，轻度压痛，无反跳痛。妇科查检：外阴、阴道萎缩，阴道分泌物不多，清洁度 II 度，未见滴虫、霉菌；宫颈：萎缩，光滑；子宫：后位，萎缩，质中度硬，活动可；附件：双侧索条状，压痛（±）。

西医诊断：慢性盆腔炎，绝经后期。

中医诊断：妇人腹痛（肾虚血瘀），绝经后（肾虚血瘀）。

治法：益肾活血。采用中医综合治疗。中药口服、热敷、灌肠。

处方：①口服方：桂枝 10g，茯苓 10g，牡丹皮 10g，桃仁 10g，赤芍 10g，蒲公英 20g，生黄芪 30g，三七粉（冲）3g，续断 30g。5 剂。②灌肠方：三棱 20g，莪术 20g，蒲公英 30g，皂角刺 30g，赤芍 30g，细辛 3g，生甘草 10g，鹿角霜 20g，大黄 5g，川椒目 20g。5 剂。

每晚临睡前灌肠 200mL，保留至次晨。上述药渣热敷腹部 30 分钟。

二诊：2014 年 8 月 25 日。患者下腹胀痛，走路后明显加重，腰骶部无明显疼痛，白带不多，饮食可，二便正常，舌淡红，脉沉细。继续中药综合治疗。许老指示口服中药加强活血之力，去续断加水蛭 10g。

处方：桂枝 10g，茯苓 10g，牡丹皮 10g，桃仁 10g，赤芍 10g，蒲公英 20g，生黄芪 30g，三七粉（冲）3g，水蛭 10g。7 剂。

三诊：2014 年 9 月 2 日。

患者下腹胀痛缓解，偶有腰骶部疼痛，白带不多，饮食可，二便正常，夜间睡眠可，舌淡红，脉弦滑有力。许老查房指示：患者腹痛症状已缓解，可嘱其适当活动。继续口服中药、中药灌肠、热敷治疗。

处方：桂枝 10g，茯苓 10g，牡丹皮 10g，桃仁 10g，赤芍 10g，蒲公英 20g，生黄芪 30g，三七粉（冲）3g，水蛭 10g。7 剂。

四诊：2014 年 9 月 10 日。患者昨日灌肠后出现下腹胀痛，排气、排便后有所缓解，白带不多，饮食可，二便正常，夜间睡眠可，舌淡红，脉弦滑有力。许老查房指示：患者灌肠后腹痛可能与灌入少量空气致肠胀气有关，可继续灌肠，嘱患者注意方法。加用乌药 10g，当归 10g，以理气活血止痛。

处方：桂枝 10g，茯苓 10g，牡丹皮 10g，桃仁 10g，赤芍 10g，蒲公英 20g，生黄芪 30g，三七粉（冲）3g，乌药 10g，当归 10g，水蛭 10g。灌肠方同上。

此后 1 个月患者自行门诊治疗，继续服用上方后腹痛基本消失。

按语：患者以"下腹疼痛十余年，加重 2 年"为主症，中医诊断为"妇人腹痛"。患者年过七七，肾气渐亏，胞宫胞脉失养，湿热外邪乘虚入侵，气血运行不畅，蓄血留瘀，不通则痛，故下腹胀。脉沉细数为肾气不足之象，舌亦为肾虚血瘀之象。综观脉症，病位在冲任胞脉，病性目前以虚实夹杂为主，证属肾虚血瘀。患者因病程较久，年龄又偏大，故在桂枝茯苓丸中加用水蛭以散血中之顽固瘀血，配合灌肠、热敷等多种途径治疗则效彰无疑。

二、先兆流产证治

先兆流产是中医妇科临床常见病、多发病，其临床主要表现为孕后阴道有少量血性分泌物，可伴有不同程度的小腹胀痛或下坠痛，或腰部酸痛。因发生在妊娠早期，故常伴有早孕反应。中医虽无先兆流产之病名，但对妊娠以后所表现的病症，如孕后小腹胀痛，反复发作者，称为妊娠腹痛；妊娠后腰酸、小腹痛，并有下坠感者，称为胎动不安；孕后阴道少量不规则出血，淋漓不尽或时下时止者，称为胎漏或胞漏。故妊娠腹痛、胎漏、胎动不安均属先兆流产范畴。中医治疗先兆流产，均按妊娠腹痛、胎漏、胎动不安辨证论治。如果胚胎发育良好，子宫口未开，羊膜囊未破裂，腹痛不甚，并经适当治疗及卧床休息，一般预后良好，否则将使病情进一步发展，导致流产。

（一）病因病机

先兆流产的病因，主要有以下两个方面：第一是母体因素，第二是胎病因素。母体疾病是造成胎漏的重要因素，多由于妊妇素体虚弱，肾气不足；或脾胃失和，气血生化之源匮乏，冲任受损所致。肾为先天之本，主系胎，肾气虚弱，则胎元不固；脾胃为后天之本，气血生化之源，脾胃虚弱，中气不足，致使气血两虚，不能载胎养胎，可致胎动不安、胎漏等症。亦可因平素喜食辛辣之品，或患热性疾病，以致阳热过盛，热扰胎元所致。子体方面多因先天胎元不健，影响胎儿生长，此常与男女之精有关，即所谓"胎萎不长"。但母体方面的因素，是引起先兆流产的主要原因。

（二）临床表现

先兆流产多因肾气不足，胎元不固；或脾胃虚弱，气血失调，冲任受损，或热扰胎元，胎动不安所致，其临床表现也不尽相同。

1. 肾气不足证

妊娠后，腰酸腿软，腹胀下坠，或阴道有少量暗红色出血，常伴头晕耳鸣、面色晦暗、小便频数、四肢发凉，舌淡、苔薄白，脉沉弱而滑。

2. 脾胃虚弱证

孕后阴道少量出血，血色淡红、质稀薄，伴神疲乏力、腹胀下坠、面色㿠白、心悸气短，舌质淡、苔薄白，脉细滑少力。

3. 血热证

胎漏下血，血色鲜红、质地黏稠，胎动不安，心烦不宁，口干喜冷饮，小便短赤、大便秘结，舌质红、苔黄而干，脉滑数或弦滑。

（三）诊断

1. 检查内容及方法

（1）停经史及早孕反应。患者以往月经规律，基础体温测量多呈双相。本次月经无其他原因而过期未至，并伴有恶心、呕吐、头晕、恶寒、乏力等症状。

（2）尿妊娠试验。月经过期未至，尿妊娠试验或早孕试验为阳性。

（3）妇科检查。医务人员的操作必须轻柔，所使用的器械及手套应经过无菌消毒，会阴部也需诊擦无菌消毒液，以避免检查时带进细菌，或使已存在的感染扩散。检查时应注意子宫口有无扩张、撕裂、糜烂或赘生物，有无羊膜囊膨出或胎盘组织堵塞等，通过双合诊可了解子宫大小与停经周数是否相符。

（4）B型超声波诊断仪检查。此项检查可了解子宫内是否有孕囊存在，子宫大小与妊娠周数是否相符等。

此外，脉搏有无滑利或细弱，体温是否下降，亦对诊断有重要的参考价值。

2. 诊断标准

诊断依据：①患者有停经和早孕反应；②尿妊娠试验阳性；③子宫颈口未开，阴道有少量出血，无羊膜囊膨出或胎盘组织阻塞；④子宫大小与停经周数相符；⑤B超确诊子宫内有孕囊。

（四）鉴别诊断

对先兆流产的诊断并不困难，但必须按诊断标准，逐项认真检查，对未婚妇女或40岁以上者，也不可疏漏。在临床上有时易将先兆流产与子宫肌瘤、葡萄胎或宫外孕相混淆，以致误诊，诊断时必须加以鉴别。

1. 子宫肌瘤

子宫多增大，其中壁间肌瘤与黏膜下肌瘤患者增大的子宫较浆膜下肌瘤患者子宫规则，而黏膜下肌瘤则多见淋漓出血。有时子宫肌瘤患者月经周期不规律，也易与先兆流产混淆，但尿妊娠试验为阴性，通过 B 超检查即可明确诊断。

2. 葡萄胎

患者多有停经史，早孕反应较重，妊娠试验阳性，子宫增大、质地软，易与先兆流产混淆。但葡萄胎患者的子宫增大往往比妊娠月份大，即使将尿液稀释 10 倍，妊娠试验仍为阳性。目前临床多应用 A 型或 B 型超声检查，可明确诊断。

3. 宫外孕

患者因有停经史及早孕反应，并出现阴道有少量出血，尿妊娠试验阳性，子宫略增大、质地较软等，而易被误诊为先兆流产。但宫外孕破裂多为突然发作的剧烈小腹疼痛，也可发生于一侧。B 超检查可见宫腔内无妊娠，如在子宫外见到妊娠囊或囊性块物，可有助于诊断。

对以上三种情况，只要在思想上加以重视，认真鉴别，一般可避免误诊。

（五）治疗

许老认为，养胎全在脾肾，肾为先天之根，肾虚则根怯，以致胎元不固。先兆流产除与肾虚密切相关外，与脾虚亦有密切关系。脾为气血生化之源，胎赖血营养，若脾虚化源不足，胎失所养，坠滑难免，故保胎应着重于补脾肾。而凉血清肝属治标，适于妊娠早期，有胎热痰火等早孕反应者。待胎火平息，出血止，补益脾肾、养血安胎为保胎的根本治疗方法。治疗应选用寿胎丸，该方出自《医学衷中参西录》，由菟丝子、桑寄生、续断、阿胶四味药组成。方中菟丝子补肾气，桑寄生、续断固冲任，阿胶补血止血，全方共奏补肾养血、固冲安胎之功。寿胎丸的适应证，首先应着重于"肾虚"，其次是"血虚"，故许老常用本方加党参、山药以补脾益气，并加芍药、甘草以缓急止痛，取得较满意疗效。处方为：菟丝子 30g，桑寄生 20g，续断 10g，阿胶 10g（溶化后兑入），党参 15g，山药 30g，生白芍 15g，甘草 10g。每日 1 剂，早、晚分服。对上述基本方，可随证进行加量或增味，如腰酸明显者，可将桑寄生剂量加至 30g；腹痛发作较频者，可将白芍剂量加至 25g；对血虚者，将党参剂量加至 30g；大便难者，加肉苁蓉 10g；小腹胀痛甚者，可加制香附 10g，苏梗 10g；血分有热者，加黄柏 10g，生地黄 10g，苎麻根 30g。

（六）辨证论治经验

1. 恶阻

先兆流产多发生于妊娠早期，恶阻为常见症状之一，控制呕吐对安胎极为有利。对证属脾肾亏损、气血虚弱者，可在主方中加半夏、生姜、藿香、砂仁等，以醒脾和胃、降逆止呕；若为胎热者，可加黄芩、竹茹、生姜，以清热、降逆、止呕。

2. 用药

对先兆流产患者用药应慎重选择，凡破血、活血、耗血、破气、峻下、滑利、有毒之药品，均应慎用或忌用。当归具有养血之功，其性温，善于行走，动物试验证明，当归有兴奋子宫、促进子宫收缩的作用。对先兆流产血虚者可用当归 10g，但量不宜再大。川芎能活血祛寒，为血中之气药。药理研究，川芎能促进子宫收缩，先兆流产患者应慎用。方书皆谓黄芩、白术为安胎之圣药，但若用之不当，亦难以达到满意效果，应予辨证选用。若脾虚气血不足者，可选用白术补脾安胎，若胎气过热，则可选用苦寒之品黄芩以清热安胎；但用之不当，胎元与母体均将受损。临床多选用黄体酮安胎，其功能主要是降低子宫平滑肌的兴奋性，使其收缩减弱，故有一定的保胎作用。但此法只适用于 3 个月以内的妊娠，由于黄体功能不健引起的先兆流产。中药保胎，既适用于早期先兆流产，也可用于中、晚期的先兆流产。经临床观察，患者必须服药 7 剂以上，疗效才能巩固。另外，疗效与疗程长短并无明显关系，而与出血时间的长短、小腹坠痛的程度有一定关系，出血次数越多，小腹坠痛越甚，疗效越差。

3. 初潮年龄越早，治愈率越高

凡是初潮年龄较早的人，由于肾气充足，冲任功能健全，内生殖器发育完善，保胎成功率就高；反之，初潮年龄较迟的人，由于肾气不足，冲任功能不全，或内生殖器发育欠佳，保胎成功率就低。这些结果与《内经·上古天真论》中"女子二七天癸至，任脉通，太冲脉盛，月事以时下，故有子"的论述是相符的。

4. 调养

若孕妇对保胎治疗极为重视，能及时就诊住院，积极配合治疗，并能绝对卧床休息，就能提高先兆流产的治愈率。若患者对保胎不够重视，住院时间较晚，不能按时服药，且下床活动较多，就增加了失败的因素。

5. B 超检查

运用现代医学手段可弥补四诊的不足，凡保胎成功者，B 超检查均可于妊娠 70 天左右测得胎心，如超过 75 天仍未测及胎心与胎动者，则应考虑为胎儿停止发育，可及时使用中药下胎，以缩短疗程。

6. 体温

体温下降多为流产之先兆。保胎未成功的患者，体温平均为 36.9℃，保胎成功者体温平均在 37℃，这说明高体温提示卵巢功能比较健全，孕激素尚充足，所以成功率高。低体温则表示卵巢黄体功能不全，孕激素不足，难以维持孕卵的种植和早期发育。有些患者入院时体温尚好，继而逐日下降至 36.4℃，这类患者虽出血不多，无腰酸腹痛，但最终还是因胎萎不长死于宫内，致使保胎失败。此外，体温偏高的患者，每多表现为头晕、脉搏滑数等阴虚血热的征象；体温偏低的患者，往往表现为舌淡苔水白，脉细滑无力以及尿频、小腹坠胀等脾肾虚寒症状，其临床疗效相对较差。这是因为肾为冲任之本，脾为气血生化之源，胎赖血濡养，更赖肾固护，所以保胎均以补肾健脾为主。

（七）治验病案举例

病例一

张某，女，34岁，干部。初诊日期：2012年7月11日。患者以往月经规律，2003年足月顺产一婴，因意外伤亡。2009年和2010年两次妊娠，均于早孕2⁺月无明显诱因自然流产，并施以清宫术，术后一直避孕。经中药调治，体质好转，已中止避孕措施，现停经49天，末次月经5月23日，查尿妊娠试验阳性。近1周来，患者小腹下坠痛，偶伴小腹刺痛，且有腹部发凉、便溏、纳差、恶心，未见阴道出血，舌质淡红、苔薄白，脉象细滑。因患者有2次流产更拒绝妇科检查。

诊断： 胎动不安（肾虚，胎元失固）。

治法： 补肾固胎，健脾和胃。

处方： 续断10g，桑寄生30g，菟丝子30g，当归10g，生白芍15g，甘草10g，党参15g，砂仁3g。

并嘱卧床休息。服上方21剂，患者已无腰腹不适，大便正常，但时有恶心，晨起明显，甚或吐黄苦水或在呕吐物中夹有粉红色血丝，自感心慌，舌质红、苔薄黄，脉细滑。因患者腹部坠痛已不明显，恶心呕吐加重，此为胎动不安转为妊娠呕吐，遂改为清热和胃止呕法治疗。

处方： 清半夏10g，黄连3g，川椒5g，陈皮5g，竹茹10g，茯苓10g，砂仁3g。

共进上方21剂，患者精神好转，面色红润，自觉体力增强，恶心症状大有好转，未见呕吐，饮食增进。现已妊娠12周，妇科检查：耻骨联合上可触及宫底。建议出院将养。

按语： 患者素体肝肾不足，冲任亏损，胞胎失固而致胎动不安。由于肾虚、脾阳不健，则小腹下坠、发凉、便溏，妊娠后冲脉气盛，上逆犯胃，胃失和降，则见恶心呕吐。故投以寿胎丸加健脾和胃之品，使胎元得养，腹痛消失。其后对尚存之妊娠恶阻，吐黄苦水，舌红，苔薄黄，脉细滑等症，给予清热和胃止呕法治疗，恶阻基本消失。

病例二

张某，女，32岁，会计。初诊日期：2012年8月10日。患者停经42天，在当地医院查早孕为阳性。恶心，时有呕吐，纳差，近2日腹泻，每日2～3次，为不成形便，泻后痛减，并见全身疲乏无力，舌质红／苔白腻，脉滑数。今年3月曾在我科服中药治疗输卵管阻塞，现已怀孕。以往月经规律，结婚4年，孕2产0，人工流产1次。末次月经2012年6月23日，体温36.9℃。妇科检查：外阴已婚型，阴道通畅，无血性分泌物，宫颈光滑，呈圆形，子宫前位，稍大饱满，质地软，活动性好，无压痛，附件未触及异常。B超示宫内有胎囊及胎芽。

诊断：妊娠腹痛，妊娠恶阻。

治法：清热健脾，理气健胃。

处方：葛根30g，黄芩10g，黄连3g，砂仁3g，茯苓15g，枳壳3g，荷梗10g。

共进上方7剂，腹泻愈，食纳好转。8月16日因大便用力，阴道有少量出血，腰酸，时有恶心。

诊断：胎漏。

治法：补肾健脾止血，清热止呕。

处方：菟丝子30g，续断15g，寄生15g，阿胶（烊化后兑入）10g，白术10g，砂仁3g，竹茹10g，生姜10g，黄柏10g。

共进上方26剂，服药期间阴道出血时有时无，量极少，并有轻度腰酸，近1周来，未见出血，食纳好转，偶尔出现恶心，但未见呕吐，患者面色红润，精神转佳，舌质正常，脉滑，B超检查可见胎囊、胎心，子宫大小与妊娠月份相等。住院期间体温持续在36.9～37.1℃，建议出院调养。

按语：患者平素体质虚弱，脾肾不足。因肾为先天之根，脾为后天之本，妊娠以后，气血聚以养胎，脾虚生化之源不足，气血愈虚，脾虚运化失职，故见腹泻；阴血不足，故出现热象。遂予清热扶脾，理气健胃之品，使腹泻得愈。继因脾肾虚弱，胎元不固而出现胎漏，又给以补肾健脾止血，清热止呕之剂，后血止，呕吐消失，体力增强，胚胎得以正常发育。

病例三

刘某，女，34 岁，工人。初诊日期：2013 年 5 月 29 日。患者自然流产 4 次，此次为第 5 次妊娠。末次月经为 2013 年 4 月 23 日，既往月经规律，现停经 36 天。感腰酸，小腹坠痛，伴有少量阴道出血，查尿妊娠试验阳性，体温 36.9℃，脉搏细滑无力。早孕反应不明显。住院后服中药：菟丝子 30g，桑寄生 20g，川续断 10g，阿胶（熔化后兑入）10g，党参 15g，山药 30g，白芍 15g，甘草 10g，每日 1 剂，早、晚分服。1 周后阴道出血停止，并出现早孕反应，尿妊娠试验阳性，体温在 37.0 ~ 37.3℃ 之间，脉搏细滑有力。9 周后超声检查提示：子宫前后径 6cm，羊水液平 2cm。11 周超声检查示子宫增大，子宫大小 7cm×5cm×5cm，胎囊 1.5cm，当时疑为胎儿停止发育，但患者仍有妊娠反应。乃继续服中药保胎。至妊娠 3 个月时，多普勒听到胎心 154 次／分，痊愈出院，足月产一男婴。

按语： 患者连续流产 4 次，缘于脾肾气虚，无力固摄胎元，因而滑胎。屡次流产，致使气血更虚、脾肾益亏，故这次妊娠又见胎漏。遂予补肾健脾、养血止血，像气血旺盛，胎元自然得固。在妊娠 11 周时，虽然胚胎发育欠佳，但经服中药之后，胚胎生长发育迅速，至妊娠 3 个月时，胚胎已发育正常。

病例四

李某，女，33 岁。初诊日期：2014 年 10 月 15 日。停经 56 天，下腹坠痛，伴阴道少量出血近1天。既往月经规则，量中，LMP：2014年8月20日。9月底查尿绒毛膜促性腺激素（HCG）阳性，血HCG。10000IU/mL。10月12日B超示：宫内早孕，活胎。今日晨起无明显诱因出现下腹坠痛，伴阴道少量出血，色淡红。停经40天时偶有轻度恶心呕吐等妊娠反应。刻下症：停经56天，下腹坠痛，伴阴道少量出血近1天，阴道出血色淡红，时恶心呕吐，饮食不多，大小便正常，舌质暗、苔薄白，脉沉细略滑。

月经婚育史：月经16，量中，色红，痛经（–），LMP：2014年8月20日。26岁结婚，配偶年长1岁，体健，性生活正常，否认性病史。2010年怀孕3个月自然流产，2012年1月因胎停育行清宫术，2012年7月孕35天自然流产。此后工具避孕。孕4产0，3次自然流产史。

查体：月经垫上见少量色红出血，因胎儿宝贵，内诊暂不查。

实验室检查：9月底查尿HCG（+），血HCG 10000IU/mL。B超（10月12日某医院）：宫内早孕，活胎。

西医诊断：先兆流产，宫内早孕（孕8周），习惯性流产。

中医诊断：胎动不安（肾虚不固），滑胎（肾气不足）。

治法：补肾固冲，养血止痛。

处方：寿胎丸加味。菟丝子50g，桑寄生10g，阿胶珠10g，甘草6g，砂仁3g，白芍10g，竹茹10g，续断10g，陈皮10g。8剂。

二诊：2014年10月21日。患者孕62天，已无阴道出血，下腹痛偶发，食后自觉恶心，无呕吐，饮食正常，大小便正常，舌质暗、苔薄白，脉沉细略滑。患者下腹痛仍为肾虚之象，可继续补肾固冲治疗，加大白芍用量，并配合甘草，拟芍药甘草汤意以缓急止痛。

处方：菟丝子50g，桑寄生10g，阿胶珠10g，甘草6g，砂仁3g，白芍30g，竹茹10g，续断10g，陈皮10g。4剂。

三诊：2014年10月28日。患者孕69天，无阴道出血，偶有下腹痛，活动后加重。食后自觉恶心、呕吐，仍考虑为早孕反应，饮食可，大小便正常，舌质正常，脉细滑。患者情况稳定，偶有下腹痛，可在原方基础上加鹿茸粉以补肾固冲。

处方： 菟丝子 50g，桑寄生 10g，阿胶珠 10g，甘草 6g，砂仁 3g，白芍 30g，竹茹 10g，续断 10g，陈皮 10g，鹿茸粉 2g。7 剂。

四诊： 2014 年 11 月 4 日。患者孕 76 天，无阴道出血，偶有腰酸，下腹痛，食后恶心，呕吐较前减轻，考虑早孕反应。饮食可，大小便正常，脉细滑。效不更方。

服上方至孕 12 周停药，2015 年 9 月正常分娩一男婴。

按语： 此例患者"停经 56 天，下腹坠痛，伴阴道少量出血近 1 天"，中医诊断为"胎动不安"。患者曾经行清宫术，损伤肾气及胞宫气血，导致肾气不足，冲任失固，故妊娠后胎元无以维系，导致胎屡孕屡堕，此次则胎动不安，阴道下血，下腹部隐痛，腰酸。脉沉细为肾气不足之象，舍舌从症。纵观脉症，病位在冲任胞脉，病性属虚，证属肾虚冲任失固。治疗从肾论治，选用经典中药方寿胎丸补肾固冲，加砂仁、陈皮、竹茹降冲逆之气，待血止后加大芍药用量，与甘草组成著名的芍药甘草汤止痛，痛止后则加鹿茸粉等血肉有情、补肾之品善后。

三、妊娠恶阻证治

在妊娠一个半月至 3 个月期间约有半数妇女发生不同程度的恶心、呕吐，恶闻食气或食入即吐等脾胃功能失调的症候，称为"恶阻"。古人也称之为"子病""病儿""食病""阻病"。现代医学称之为"妊娠剧吐"。

轻度妊娠恶阻在妊娠早期最为常见，每于清晨出现恶心或轻度呕吐，但仍可坚持日常工作。患者无须服药，只要稍加饮食调理，于妊娠 3 个月后多可恢复。而中度恶阻恶心、呕吐症状较重，且不局限于晨间，需经药物对症治疗并予饮食指导及适当休息，症状方可缓解。重度恶阻常为持续性恶心、呕吐，进食即吐，或不食亦吐，吐出物多为泡沫状黏液，或为胆汁和血液。呕吐继续日久可出现营养缺乏、形体消瘦、体重下降、脉搏加快、口干、眼球下陷、皮肤干燥、尿少等气阴两伤的严重证候。现代医学检查可有酸中毒及电解质平衡失调或肝功能异常等。此类型发病率虽不高，但在治疗上应给予高度重视。妊娠恶阻的治疗原则，以调气和中、降逆止呕为主，但更重要的是要对脏腑功能失调进行调治。在药物治疗的同时还应鼓励患者坚持少量多次进食，进行饮食调理，以缩短病程或控制发展。

（一）病因病机

妊娠恶阻是妊娠妇女早期最常见的疾病，只是症状轻重不同，这是由妊娠妇女生理特点所决定的。妇女怀孕初期因停经，血海不泻，冲脉之血聚以养胎，血分遂感不足而冲气相对较为旺盛，致使冲任气血处于一种失调状态，改变了阴阳和谐的平衡关系。"气为血帅，血为气母"。二者相互为用，气盛血虚则气盛而失血养，气亢逆于上。而孕后冲脉气血关系的改变，也正是这神血虚气盛，气亢于上，从而构成了冲气上逆的病理基础，正如《内经》所云："冲脉为病，逆气里急。"另外从冲脉和脏腑的关系来看，足太阴脾经、足阳明胃经于气街及上脘、中脘、下脘与冲任二脉相通，所以孕后冲气上逆势必影响胃气的和降，从而导致妊娠恶阻，妇女孕后体内均发生以上气血变化，但不同妇女临床表现轻重不一，与体质因素有一定的关系。

若体质强，体内阴阳气血旺盛和谐，可很快适应这一变化，其发病就较轻，甚至不发病；体质弱者，体内阴阳气血不和谐，或加之脏腑功能失调，则发病较重，必须给予治疗。

1. 实证

（1）痰湿型恶阻。平素脾阳不振，痰饮停滞，孕后经血壅闭，冲脉之气上逆，痰饮随逆气上冲，胃失和降功能而致呕吐。

（2）肝热型恶阻。平素肝阳偏亢，肝胃郁热，孕后血聚养胎，肝血益虚，阴虚阳盛则木火上炎。又因肝脉夹胃贯隔，肝火横逆犯胃，胃失和降，胃气再随冲气上逆，而致恶心呕吐。

2. 虚证

（1）脾胃虚寒型恶阻。患者平素脾胃虚寒，胃肠功能不佳，消化力差，妊娠以后，经血不泻，冲脉之气较盛（冲脉隶属阳明），上逆犯胃，加之胃气素虚，胃气随逆气上冲而致呕吐。

（2）气阴两虚型恶阻。呕吐日久，饮食不进，胃阴大伤，津液大亏，阴血愈虚，冲气上逆愈甚，胃失和降，遂随冲气上逆而致频繁呕吐。

（二）临床表现

本病多发生在妊娠 6 ~ 12 周，由于妊娠妇女体质各异，恶阻症重不一。其症状多见四肢倦怠，头晕目眩，嗜卧思睡，懒于操作，喜食酸果，恶闻食气，晨起泛恶或食入即吐等。

1. 实证

（1）痰湿型。脾阳不振，痰饮停滞，痰饮随冲气上逆犯胃而致胃气和降功能失调，故临床出现孕后呕吐痰涎，胃脘满闷，茶思饮食，口中淡腻，头晕心悸，舌质淡润、苔白腻而滑，脉濡滑。

（2）肝热型。肝火横逆犯胃，临床多见呕吐酸水或苦水，烦渴口苦，胸胁胀满，心烦嘈杂，头晕而胀，尿黄量少，大便干燥、数日一行，舌红、苔薄黄而干，脉弦数或滑数。

2. 虚证

（1）脾胃虚寒型。平素肠胃功能欠佳，消化力差，大便不成形，孕后冲气上逆犯胃，胃气失降反随冲气上逆，故症见食欲不振，恶心，呕吐清水，周身乏力，头晕目眩，舌淡、苔薄白，脉沉细滑无力。

（2）气阴两虚型。呕吐日久，饮食不进，胃阴大伤，阴血匮乏，临床可见呕吐剧烈，甚则呕吐血样物，发热口渴，精神萎靡，形体消瘦，肌肤不泽，眼眶下陷，双目无神，尿少便秘，舌唇干燥，舌红无津、苔薄黄而干或花剥，脉细数无力。

（三）诊断和鉴别诊断

1. 诊断

妊娠恶阻的诊断，一般多不困难，根据病史及临床表现，应首先明确是否妊娠。如育龄妇女以往月经规律，未避孕，现有停经史，伴有恶心呕吐，不欲食，疲乏无力等症状，首先应考虑是否为妊娠。如果早孕或尿妊娠免疫试验为阳性者，一般即可确诊为妊娠。如对诊断有疑问，可通过 B 超检查，以进一步明确诊断。此病一旦确诊，经临床辨证治疗及饮食调理，适当休息，绝大多数患者症状会逐渐缓解，慢慢消除。

2. 鉴别诊断

妊娠恶阻患者经一段时间治疗后，个别孕妇症状不但不减轻反而加重，出现频繁呕吐，完全不得进食，呕吐物为血样物，并见精神萎靡，肌肤不泽，口唇干裂等重症。如已确定为妊娠，则应首先排除葡萄胎，因约有半数葡萄胎患者在妊娠早期可出现较严重的恶心呕吐，超声波检查是诊断葡萄胎最好的方法之一，A 型及 B 型超声波均可明确诊断。其次应排除具有呕吐症状的内、外科疾病，如肝炎、消化系统肿瘤、神经性呕吐、脑膜炎、脑肿瘤及尿毒症等所引起剧烈呕吐。因此对个别不能用妊娠恶阻解释的重症患者，必须仔细与内、外科疾病相鉴别，需进行下列检查：①血液检查。通过查血常规及血细胞比容，可了解有无血液浓缩。查二氧化碳结合力或血气分析，可了解血液 pH、碱储备及酸碱平衡情况。②尿液检查。每日计算尿量，测尿比重，查尿酮体、尿三胆试验。③心电图检查。可及时发现有无低血钾或高血钾及心肌病变。④B 超检查。可了解胚胎发育情况并排除葡萄胎的可能。

（四）治疗

对妊娠恶阻的治疗，一般是根据病情决定的。身体壮实，呕吐较轻者，可以不必服药，只需在饮食、休息、精神生活方面加以调理，经过一段时间，绝大多数患者的症状可于妊娠 3 个月后基本消失。对病情较重者，必须根据具体情况辨证治疗。应首先调节脏腑功能，治疗时必须配合平冲降逆药物。虽然妊娠恶阻是由冲气上逆所引起，但因个体脏腑功能之差异，发病也有所不同，少数孕妇早期并不出现恶心、呕吐症状。另外冲脉属奇经八脉，当脏腑发病时，往往通过正经累及奇经，所以治疗时应首先以调节脏腑功能为主，配合平冲降逆药物。

1. 实证

（1）痰湿型恶阻。治宜祛痰降逆止呕。方用小半夏加茯苓汤（《金匮要略》）加味：法半夏10g，生姜10g，茯苓20g，砂仁5g，陈皮10g，藿香10g。方中半夏、陈皮燥湿化痰，调气降逆止呕，茯苓健脾渗湿；藿香芳香化浊，和中止呕；砂仁、生姜温胃止呕。如兼见腹胀、舌有齿痕者，可加白术10g；若见气滞腹胀者，则加木香5g，厚朴6g。

（2）肝热型恶阻。治宜清肝和胃，降逆止呕。方用苏叶黄连汤（《温热经纬》）加味：苏叶5g，黄连3g，清半夏10g，陈皮10g，麦冬15g，竹茹10g，芦根30g，乌梅10g。方中苏叶、陈皮理气和胃；黄连苦降胃气；半夏降逆止呕；竹茹、芦根清热止呕；乌梅、麦冬酸甘化阴，柔肝降逆，止呕。本病证亦可选用橘皮竹茹汤。

2. 虚证

（1）脾胃虚寒型恶阻。治宜温胃健脾，降逆止呕。方用干姜人参半夏丸（《金匮要略》）加味：干姜5～10g，白人参（另煎兑服）10g，半夏10g，茯苓10g，砂仁5g。方中干姜、半夏、砂仁温胃散寒，降逆止呕；人参、茯苓益气健脾利水。若呕吐日久，气阴两虚，可去白人参，改用太子参15g。待便溏、呕吐清水症状消失后去干姜。

（2）气阴两虚型恶阻。治宜辛散酸收并用，自拟方：细辛1.5g，乌梅3g，川椒3g。水煎代茶饮。方中乌梅味酸可养阴生津止渴。细辛、川椒味辛，临床实践证明川椒为止呕圣药。三药合用可止呕，纠正脱水，酸中毒。

（五）辨证诊治经验

1. 服药方式

因妊娠恶阻是以呕吐为主要症状的疾病，如果服不下止吐药，则呕吐不得缓解，故本病的服药方式宜少量多次或煎汤代茶温服。呕吐甚者在服药前可先用生姜汁呷服，继之以少量汤药频服，可避免药入即吐现象。

2. 便秘

患妊娠恶阻的妇女，因津液亏虚及食入甚少，多出现大便秘结难下，故可在方中加入全瓜蒌15g、郁李仁10g，以润肠通便。如出现血性呕吐物者，可在方中加竹茹10g，以清热和胃止呕。

3. 妊娠恶阻合并其他内外科疾病

对妊娠恶阻合并急性肝炎、阑尾炎、胆道蛔虫症等，应参考内外科疾病治则辨证治疗，但辨证用药时，需兼顾妊娠恶阻。

4. 孕期用药

历代古籍虽记载孕期应慎用或禁用峻下滑利、祛瘀破血、行气破气及一切有毒药品，但在病情需要时，亦可适当应用，所谓"有故无殒，亦无殒也"。唯须严格掌握用药的程度，俟病情减其大半即应停用，否则对胎儿是有害的。古籍提出半夏有动胎之性，然而在多年临床实践中，未见半夏用于妊娠恶阻有动胎之象，而其降逆止呕之功甚良。

（六）治验病案举例

病例一

王某，女，25岁，干部。初诊日期：2012年3月5日。患者以往月经规律，24岁结婚，1年后怀孕，末次月经2012年1月20日，现停经40余天，尿妊娠免疫试验（＋）。近2周患者恶心呕吐，以晚间为甚,呕吐物为胃内容物,甚时吐出白色泡沫状物,白天可进稀粥少许,近3日伴头晕头痛,嗜睡,口干,不欲饮食,大便干,已3日未行,时感腰酸,舌质淡红、苔薄黄,脉细滑。尿妊娠免疫试验(+),尿酮体(-),血常规、尿常规,肝功能等均正常。

诊断: 妊娠恶阻。

证属: 脾虚痰湿,兼有虚热。

治法: 健脾利湿,化痰止呕,兼清虚热。

处方: 小半夏加茯苓汤加减。半夏6g,生姜10g,陈皮10g,砂仁5g,竹茹10g,黄芩10g,茯苓20g,白术6g。

服上方3剂后,恶心呕吐症状好转,每日可进主食100~150g,头晕等症状明显减轻,舌质红、苔黄,脉滑有力。上方去陈皮、砂仁,加太子参15g,苏叶5g,继服5剂,患者基本痊愈。

按语: 患者平素脾胃虚弱,痰湿内生,孕后冲气挟痰湿上逆,故呕恶不食,甚时呕吐白色泡沫状痰涎。孕后血聚养胎、阴血不足,而出现口干、大便秘结。阴液被伤故见口苦,舌苔薄黄,乃内热之象。脉重按无力,为脾虚之候。故治以健脾利湿,化痰止呕,兼清虚热之法。方用小半夏加茯苓汤,以化痰降逆止呕为主,另以白术、黄芩兼顾脾虚与内热。呕吐日久,气阴受损,故去陈皮、砂仁温燥之品,加太子参补益气阴,苏叶行气止呕。上药共服8剂,恶心呕吐消失,精神好转。

病例二

赵某,女,24岁,工人。初诊日期:2018年1月28日。患者末次月经2017年10月17日,停经40天,出现厌食,食入即吐,甚则吐酸水及苦水。2017年12月曾在外院查尿妊娠免疫试验(+),尿酮体(+++),诊为妊娠剧吐。经西药治疗,症状减轻,尿酮体转阴出院。但出院后仍感恶心,食欲不振,近日食入即吐,全身疲乏无力,畏寒嗜卧,懒言,小便黄,大便尚可,舌质红、苔黄,脉弦滑。尿妊娠免疫试验(+),尿酮体(-),其他均正常。

诊断:妊娠恶阻(肝热型)。

治法:抑肝和胃,降逆止呕。

处方:苏叶黄连汤加味。苏叶10g,黄连3g,陈皮15g,清半夏10g,茯苓20g,生甘草3g,竹茹10g,生姜3片。

服上方7剂,头晕、厌食、恶心呕吐均减轻,近2日未吐,每日能进主食200g,但仍感恶心。继用上方加麦冬15g,降香1.5g,并将苏叶减为5g,甘草减至2g。服7剂后,患者诸症减轻,饮食增加,基本痊愈。

按语:本证属妊娠恶阻,肝胃不和型。妇女孕后经血不下,聚以养胎,冲脉之气盛上逆犯胃,胃失和降,故恶心,食后即吐。肝胆互为表里,肝气上逆,胆火也随之上升,故见呕吐苦水。肝旺克脾,脾虚水湿不运,聚而成痰成湿,痰湿内阻,故口干不欲饮。由于食入过少,脾胃虚弱,精液不运,中阳不振,故身疲乏力,畏寒。久吐伤阴,故见小便色黄。舌脉均为肝胃不和之象。治疗采用苏叶黄连汤加味,以达抑肝和胃,降逆止呕之目的。服7剂后诸症减轻,但仍有恶心,故将苏叶10g改为5g,甘草3g改为2g。因呕吐津亏,故于上方加麦冬养阴,加降香降气止呕。

病例三

王某,女,34岁,干部。初诊日期:2015年7月5日。患者以往月经规律,2009年结婚,婚后连续3次流产,均于早孕2⁺月时无明显诱因自然流产,行清宫术。最后一次流产为2013年,术后一直避孕,服中药调理,近来体质好转,中止避孕措施。现停经49天,查尿妊娠免疫试验(+)。近1周来小腹凉,但不痛,大便溏、每日2～3次,纳差,恶心,呕吐清水。患者素来体弱,肠胃功能不佳,消化差,腹胀,排气较多。未见阴道出血，舌质淡、苔白滑，脉象沉细而滑。尿妊娠免疫试验（＋），尿酮体（－），大便常规（－）。

诊断： 习惯性流产，妊娠恶阻（脾胃虚寒型）

治法： 补肾固胎，温胃健脾，降逆止呕。

处方： 寿胎丸与干姜人参半夏丸加减。桑寄生30g，菟丝子30g，当归10g，生白芍5g，生甘草10g，干姜5g，白人参（另煎兑服）10g，半夏10g，苏梗10g。

服上方5剂后，大便已成形，每日1次，腹胀消失，但仍恶心呕吐，口干不欲饮。上方去人参、干姜，加太子参15g，竹茹10g。

又进7剂，呕吐已止，唯清晨恶心，每日可进主食150～200g，精神好转。但近2日阴道见少最咖啡色分泌物，无腹痛，遂转为以保胎为主。

处方： 寿胎丸加减。桑寄生10g，菟丝子30g，当归10g，生白芍15g，甘草10g，阿胶（烊化）10g，苎麻根3g，生姜10g，半夏10g。

服3剂后，阴道出血止。为巩固疗效共进上方30剂。医时妊娠已13周，B超检查胚胎发育与妊娠月份相符，患者精神转佳，面色红润。

按语： 患者系由于肾气不足，冲任失养，胞胎失固而致滑胎。又因平素肠胃功能不佳，脾阳不健，故孕后即出现便溏，呕吐清水等。治宜肾脾兼顾，故方选寿胎丸与干姜人参半夏丸合用。

病例四

吴某，女，29岁，干部。初诊日期：2013年5月24日。患者以往月经规律，末次月经2013年4月5日。停经36天，感全身疲乏无力，体温37.3℃。于停经40天时出现呕吐，食入即吐，头晕不得站立，尿妊娠免疫试验（＋），近则呕吐不止，形体消瘦（体重下降10kg），眼眶下陷，双目无神，呕吐为血样物，发热口渴，尿少便秘（大便一周未行），口唇干燥，舌红、舌苔薄黄，脉细滑数。孕49天清晨，患者因食下半支香蕉突然出现胃脘疼痛，继而胆囊部位钻痛难忍，辗转不安，时发时止，频繁呕吐，手足厥冷，面色苍白，前来就诊。

诊断： 胆道蛔虫，妊娠恶阻。

治法： 温脏安蛔。

处方： 乌梅丸加减。乌梅 6g，细辛 2g，干姜 6g，黄连 3g，蜀椒 6g，苦楝根皮 6g，桂枝 6g，党参 10g，使君子 10g，当归 10g。

服上方 1 剂后，疼痛即止，未再发作，尿酮体（++），恶心，呕吐酸水苦水，不能进食，大便一周未行，舌质红、苔薄黄而干，脉象细滑数无力。

处方： 乌梅 3g，细辛 1.5g，川椒 3g，当归 10g，火麻仁 10g，瓜蒌仁 10g。

浓煎代茶饮；兼以饮食调理、休息，症状逐渐缓解。

按语： 患者因平素胃肠为寒邪所困，怀孕以后冲气上逆犯胃，胃气不降，以致频繁呕吐不得进食，胃液大伤，肠内蛔虫因胃热肠寒，遂扰动不安，上窜胆道，经按乌梅丸加苦楝根皮作汤，仅服 1 剂，疼痛完全消失。方书皆谓苦楝根皮为有毒之品，但经多年观察，该药对后代体力及智力无任何影响，此即《内经》所谓"有故无殒，亦无殒也"。

四、产后发热的证治

产褥期间，出现发热持续不退，或突然高热寒战，并伴发其他症状者，称为"产后发热"。如在产后 1～2 天内，只有轻微发热而无其他症状者，可能是由于产程延长，劳乏过度，或因出血较多，而于产后 24 小时内出现阴血骤虚而不守，阳无所依乍浮而外越引起的发热。此种发热一般不超过 38℃，而且可在 1～2 天内渐趋于和，阴平阳秘，自然而解。此为一时性的阴阳不平衡，是一种正常生理现象，而非病态。

（一）病因病机

引起产后发热的原因很多，证型也较复杂，但临床以外感发热和感染邪毒发热所引起者为多，且症状较为严重。

1. 外感发热

产后因失血伤气，百脉空虚，腠理不密，卫外之阳不固，以致风、寒、暑热之邪，乘虚而入，营卫不和，因而发热。

2. 感染邪毒发热

产妇由于分娩时的产伤和出血，元气耗损；或接生时消毒不严，护理不慎，或产褥不洁，邪毒乘虚侵入胞宫，漫延全身，邪正交争，导致发热。

上述两种病因的发病机理，为阴血骤虚，阳气浮散，产后体虚，易感外邪。若六淫之邪从肌表入侵，则为外感发热；如邪毒疫疠之邪，从阴户直入胞宫，则致感染邪毒发热。后者因邪毒炽盛，又直犯胞中，与血相搏，传变迅速，病情危重，若治疗不及时，可致热入营血，热陷心包，出现虚脱等危候。

（二）临床表现

1. 外感发热型

产后恶寒发热，或寒热往来，头痛，肢体疼痛，无汗或微汗出，或鼻塞流涕，咳嗽，恶露如常且无下腹痛，舌苔薄白，脉浮滑。

2. 感染邪毒型

产后高热寒战，小腹疼痛拒按，恶露量多或少，色紫暗如败酱，有臭气，烦躁，口渴引饮，尿少色黄，大便燥结，舌红苔黄，脉数有力。

（三）诊断

本病发生的时间是产褥期（即产后 42 天内），尤以新产后（产后 7 天内）多见。

1. 主要症状

如为外感者，必见热恶寒，且以头痛身痛，腰背酸楚，脉浮为主症，若为感染邪毒者，则见高热寒战，汗出，面红，小腹疼痛或拒按，恶露气臭，舌红苔黄，脉数。

2. 检查

如系外感发热，可无阳性体征。如系感染邪毒（现代医学称之为产褥感染），则可发现生殖器官局部感染征，如外阴、阴道、宫颈、子宫或盆腔等局部可能有红、肿、热、痛，甚或脓肿形成。实验室检查，白细胞总数及中性粒细胞数显著升高。

（四）鉴别诊断

1. 由内外科各种疾病引起的产后发热

如痢疾、疟疾、肠痈、淋证等均可引起产后发热，应予以鉴别：患痢疾者，必有排便的异常，经实验室检查后即可确诊；患疟疾者，产前亦有同样发作病史，实验室检查可找到疟原虫；患肠痈者，有典型的腹痛症状，常伴呕吐、麦氏点压痛；患淋证者，必有小便异常改变，通过实验室检查可明确诊断。这些病证均无生殖器官异常表现，恶露亦可正常。临证时可根据发热及其伴随症状、体征，结合病史及各项化验检查做出明确诊断。

2. 与产后其他类型发热的鉴别

（1）产后气虚发热。多见于气虚阳虚之体，复因产后操劳过早，损伤中气，虚阳外浮。故见身热不甚，动则热增，头晕目眩，心慌气短，语声低怯，身体倦怠，或自汗出，舌质胖淡、苔薄白，脉浮数无力。

（2）产后血虚发热。多见血虚阴虚之体，由于产时出血过多，阴不维阳，故见发热夜甚，伴见两颧时赤，或有盗汗，头晕目眩，心悸失眠，纳差，舌质淡、苔少，脉细数。

（3）产后伤食发热。乃因产后饮食不节，食停胃脘所致。其特点为发热不扬，时作时止，恶食嗳腐，恶心呕吐，脘腹胀满，大便异臭，舌苔多厚腻，脉滑。

（4）产后血瘀发热。时有低热，恶露较少或不下，色紫暗或夹血块，少腹阵痛拒按，口燥不欲饮，舌略紫、苔薄白，脉涩或细弱。

（5）产后蒸乳发热。产后 2～3 天，忽然发热，乳房胀满疼痛，乳汁不下，性急易怒，舌质正常，脉弦滑或弦数。

（五）治疗

产后发热，病因不同，症状各异。所以治疗应根据热型、恶露多少，小腹疼痛及伴见症状加以分辨。总的治疗原则，应以调和营卫气血为主。产后多见虚证，不宜过于发表攻里，但又不可不问病情，片面强调补虚，而忽视外感和里实之证，致犯虚虚实实之戒。

1. 产后外感发热

（1）外感风寒型。宜养血调营，疏风散寒。处方：荆芥 10g，薄荷（后下）10g，杏仁 10g，甘草 3g，桔梗 10g，枳壳 10g，苏叶 10g。

（2）外感风热型。宜辛凉解表，疏风清热。处方：荆芥 10g，防风 10g，杏仁 10g，生甘草 3g，桔梗 10g，鱼腥草 10g。

（3）外感暑热型。宜清暑益气，养阴生津。处方：西洋参（另煎兑入）10g，石斛 10g，麦冬 10g，黄连 3g，竹叶 10g，西瓜翠衣 10g，甘草 5g，粳米 10g。若见发热发冷，汗出热退，汗止烧又起，胸闷，便溏，苔黄腻，脉濡滑。此为兼有湿邪，当以柴葛三仁汤治之：柴胡 10g，葛根 10g，白豆蔻仁 10g，薏苡仁 10g，通草 3g，清水豆卷 10g，淡竹叶 10g，六一散 10g。

2. 邪毒发热型

治宜清热解毒，凉血化瘀。处方：麻黄 10g，苍耳子 10g，金银花 10g，紫花地丁 10g，重楼 10g，半枝连 10g，蒲公英 10g，连翘 10g，鱼腥草 10g，赤芍 10g，生甘草 5g。

若见盆腔脓肿，当用薏苡仁 10g，附子 10g，败酱草 30g，合大黄牡丹皮汤治之。若已见急性腹膜炎，可用大柴胡汤治之。若见败血症者，当用犀角地黄汤或清营汤治之。

（六）辨证论治经验

根据发热的不同原因，可采用养血益阴，活血化瘀，疏解表邪，清热解毒等法。但应注意产后"多虚、多瘀"的特点，应掌握"勿拘于产后，勿忘于产后"的原则，时时照顾扶持正气，化瘀勿过于攻破，疏风勿过于发散，清热勿过于苦寒，热退之后，应立即养血扶脾。若恶露未净者，应使瘀浊畅行，切勿一意雍补。感染邪毒型发热是产后发热急重症，临床上发展变化最速，所以，诊治时贵在及时、果断，必要时应予中西医结合治疗。

（七）治验病案举例

病例一

董某，女，26 岁，已婚，售货员。患者产后 6 天，突见高烧，体温一直持续 39.5℃左右，经用退热消炎药 3 天，高热持续不退，遂来就诊。查体温 39.2℃，自诉畏寒发热，上半身有汗，胸闷脘堵，不思饮食，口苦口干，不欲饮，大便先干后溏，排便不畅，小便黄，恶露量少，无臭味，无下腹痛坠感。舌质暗红、苔黄腻，脉濡数。

诊断： 产后发热。

证属： 产后外感发热。

治法： 清解表邪，宣化湿热。

处方： 柴胡 10g，葛根 10g，薄荷（后下）10g，杏仁 10g，白豆蔻仁 6g，生薏苡仁 15g，大豆黄卷 10g，枳壳 5g，六一散 15g，淡竹叶 5g。每剂煎 2 次，每 6 小时服 1 煎。

服上方 2 剂，服药后全身微微汗出，身体稍觉舒适，恶寒解，高热渐退，晚间体温 37.8℃，晨测体温 36.9℃，胸闷脘堵皆减，大便仍溏，腻苔稍化，脉细缓。病势大有好转，继续清解表邪，宣化湿热，原方去薄荷、淡竹叶，加厚朴 5g，神曲 10g，每日服 1 剂。

服上方 2 剂，药后体温稳定在 36℃左右，脘堵便溏消失，饮食略知味，腻苔退净，精神渐佳，脉和缓，嘱以饮食将养。

按语： 此例由于内蕴湿热，外感表邪，以致表邪发汗不解，故治疗首宜宣化湿热。方中白豆蔻仁、薏苡仁、大豆黄卷、六一散清解湿热，柴胡、葛根清解表邪，并予薄荷等辛凉清透，使湿化热清，汗出表解，诸症自除。

病例二

张某，女，24 岁，已婚，工人。患者 6 天前在外院足月顺产一女，产后即发高热，诊为"产褥感染？""泌尿系感染？"经静点红霉素后，遂请余会诊。当时测体温 39.1℃，微汗出，恶风，周身酸痛，头痛面赤，口干不欲饮，咽红。宫底脐上三横指，恶露少许，无臭味，全腹无压痛，大便 2 日未解，尿短黄。舌胖质淡、苔薄黄，脉细数（120 次 / 分钟），足凉。产科检查未发现阳性体征，实验室检查未见异常。

证属： 太阳、阳明合痛。

治法： 益气解表，清热通腑。

处方： 白人参（另煎兑入）20g，荆芥（后下）20g，薄荷（后下）20g，杏仁 20g，桔梗 10g，生甘草 3g，白薇 20g，枳壳 10g，淡竹叶 20g。

上药急煎分 4 次服，每 6 小时服 1 次。另用紫雪散 3g，分 2 次服。

服 2 剂药后，患者通身微汗，体温于当晚逐渐降至正常（36.5℃）。二便通利，头身痛解，足转温和，略进流食，脉搏细缓，停药观察 3 天，体温未再升高而出院。

按语： 本例原为产后正虚，腠理不闭，汗出当风，外邪乘虚侵入，引起外感高热，因失于宣解，邪不得出，而致高热持续不退。汗出恶风，头痛面赤，腑气不行，舌苔薄黄，是表邪有内传阳明（腑）之渐也。汗出而热不解，乃因正虚而呈热盛之故。盖新产后气血俱虚，故见舌胖质淡，脉细数无力，足凉等症，此属太阳、阳明表里同病。宜用益气解表清里法治之。方用荆芥、薄荷辛平发汗以解太阳之表。荆芥性辛温，发汗之力较强；薄荷性辛凉，发汗之力较弱，两药配合，辛平而不燥，发散而不烈，故无过汗伤津之弊。杏仁、桔梗宣肺清热，通肠润便。甘草生用性凉，清热解毒。枳壳鼓舞胃气，输布胃津，助荆芥、薄荷发汗，又助子宫收缩，以防感染，故对产后发热，用之甚为相宜。白薇清热养阴。淡竹叶清热利尿，解散太阳风热。人参益气扶正，驱邪外出，由于本品微温不燥，性禀中和，故凡气虚（或血虚）感冒，不论低热、高热，皆可应用。紫雪散清泄阳明腑实，导热下行。综合全方，本证是以煎剂疏散在表之邪，使之外达；散剂清泄在里之热，使之内撤。致内外之邪均有出路，故药后汗出便通，热解症除。

病例三

刘某，女，32岁，已婚，工人。患者于7天前行剖宫产术，术后第3天出现发热，下腹疼痛，恶露异常。前医诊为产褥感染，以青霉素静脉点滴等法治疗，翌日发热依然不减，且体温高至39.3℃，又选用红霉素及吉他霉素等药物，并结合中药金银花、连翘、蒲公英、乳香、没药、延胡索等治疗。第3天高热仍持续不退，且体温升高至40.3℃，遂邀余会诊。当时患者高热无汗，精神萎靡，小腹疼痛拒按，恶露污浊、臭秽，大便2日未解，舌红、苔黄，脉搏滑数有力。

诊断：诊为产后气血虚亏，热毒病邪乘虚而入，搏于胞宫胞脉。乃用清热解毒，佐以发散之法治之。

处方：麻黄10g，蒲公英3g，紫花地丁10g，野菊花10g，重楼10g，半枝莲10g，苍耳子10g。每日分4次服用，每6小时服1煎。

次日复诊,患者体温下降至38.2℃,腹痛亦明显减轻,又予原方2剂,患者体温、脉搏恢复正常,腹痛消失,恶露量、色、气味恢复正常。

按语: 患者高热无汗,腹痛拒按,恶露臭秽,前医诊为产褥感染,拟抗生素与中药清热解毒、活血止痛之剂,可谓药病相符,然何以发热、腹痛更甚?因思《内经》"火郁发之"名训,遂于前法(指中药)增入麻黄,2剂药后,诸症大减,又服2剂,病已痊愈。此病服药而能速效者,非我之能,乃医经之验也。

第四章

妇女食疗养生的各种食物

一、黑芝麻

（一）功能作用

芝麻，俗称"脂麻""胡麻""油麻"。自古，黑芝麻就被当作"仙家"食物。《神农本草经》说芝麻主治"伤中虚羸，补五脏，益力气，长肌肉，填髓脑"。《明医录》说它具有坚筋骨、明耳目、耐饥渴、延年等功效。晋代的葛洪说，芝麻"能使身面光泽，白发还黑"。芝麻的这些功用已被现代医药理论和实践所证实。

据测定，黑芝麻含有多种营养物质，每百克芝麻含蛋白质21.9g，脂肪61.7g，钙564mg，磷368mg；特别是铁的含量极高，每百克芝麻含铁量可高达50mg。因此，古人说芝麻能"填精""益髓""补血"，其根据也在于此。此外，黑芝麻还含有脂溶性维生素A、维生素D、维生素E等。黑芝麻所含的脂肪，大多数为不饱和脂肪酸，对老年人尤为重要。黑芝麻的抗衰老作用，还在于它含有丰富的维生素E这种具有重要价值的营养成分。维生素E具有抗氧化作用，它可以阻止体内产生过氧化脂质，从而维持含不饱和脂肪酸比较集中的细胞膜的完整和功能正常，并可防止体内其他成分受到脂质过氧化物的伤害。此外，维生素E还能减少体内脂褐质的积累，这些都可以起到延缓衰老的作用。

黑芝麻中含有的丰富的卵磷脂和亚油酸，不但可治疗动脉粥样硬化、补脑、增强记忆力，而且有防止头发过早变白、脱落及美容润肤、保持和恢复青春活力的作用。中医认为，黑芝麻是一种滋养强壮药，有补血、生津、润肠、通乳和养发等功效。适用于身体虚弱、头发早白、贫血、津液不足、大便秘结和头晕耳鸣等症。研究发现，黑芝麻还含有抗氧化作用的硒元素，它有增强细胞抵制有害物质的功能，从而起到延年益寿的作用。

（二）食疗妙方

（1）黑芝麻20g，核桃仁20g，白糖少许，研末冲服。每次1匙，每日2次，连服10～15天。本方适用于血虚、肾虚所致的神经衰弱。

（2）黑芝麻60g，升麻10g，猪大肠1段（约30cm）。先洗净大肠，入上二药于肠内，两头扎紧煮熟。去升麻及芝麻，用盐调味，饮汤吃大肠。有便秘者，可吃黑芝麻，本方适于气虚所致的子宫脱垂。

（3）黑芝麻60g，核桃仁10g，南杏仁5g，捣烂，水蒸熟，调红糖服食。隔日1次，服3次，本方适用于妊娠便秘。

（4）黑芝麻适量炒香，加食盐少许，研成细末，用猪蹄汤冲服，本方适用于产后催乳。

（5）黑芝麻、制首乌、核桃仁、桑椹各500g，共研细末，炼蜜为丸。每次服9g，每日3次，饭后温开水送服，本方适于肝肾阴虚脱发。

（6）用黑芝麻、桑椹各60g，大米30g，白糖10g。将大米、黑芝麻、桑椹分别洗净，同放入石钵中捣烂，砂锅内放清水3碗，煮沸后放入白糖，再将捣烂的米浆缓缓调入，煮成糊状即可。此糊补肝肾、润五脏、祛风湿、清虚火，常服可治病后虚弱、须发早白、虚风眩晕等症。

二、黑桑椹

（一）功能作用

桑椹，为桑科植物桑的果穗，又名桑实、乌椹、黑椹、文武实。中医认为其味甘、酸，性寒，入肝、肾二经，具有滋补肝肾，养血祛风之功效。《本草经疏》说："桑椹，甘寒益血而除热，为凉血补血益阴之药，消渴由于内热，津液不足，生津故止渴。五脏皆属阴，益阴故利五脏。阴不足则关节之血气不通，血生津满，阴气长盛，则不饥而血气自通矣。热退阴生，则肝心无火，故魂安而神自清宁，神清则聪明内发，阴复则变白不老。甘寒除热，故解中酒毒。性寒而下行利水，故利水气而消肿。"用于肝肾阴虚，眩晕，失眠，耳聋，目昏，消渴，便秘，瘰疬，风湿性关节炎等。

（二）食疗妙方

（1）干桑椹、桂圆肉各 30g，煮熟捣烂，每日服 1 剂，连服 2～3 周，治血虚面色不华、头晕、眼花、疲乏无力等症。

（2）桑椹 30g，炒酸枣仁 15g，水煎服，每日 1 剂，连服 1～3 周，治血虚、失眠健忘。

（3）桑椹、枸杞子、红枣（去核）各 250g，加水煎成膏，再加白糖 500g 搅拌溶化而成。每日服 10～15g，温水冲服，连续服完，用于治疗肝肾阴虚、头晕目眩、腰酸腿软。

（4）鲜桑椹 1000g，洗净，捣烂取汁，或取干桑椹 300g 煎取汁，与糯米 500g 一并煮熟，做成糯米干饭。待冷，加酒曲适量，拌匀，发酵成酒酿，随意食用。患头晕、耳鸣、眼花、腰膝酸软、神疲乏力者食之有效，尤适宜于神经衰弱者食用。

三、鲍鱼

（一）功能作用

鲍鱼，古称鳆鱼，又名镜面鱼、九孔螺，为单壳贝类，属海洋软体动物。素称"海味之冠"的鲍鱼，自古以来就是海产"八珍"之首，有清热滋阴、和营润燥、补虚填精的功效。《随息居饮食谱》云："补肝肾，益精明目，开胃养营，已带浊崩淋，愈骨蒸劳极。"《本草求真》云："治女子血枯经闭。"《饮膳正要》云："治妇人崩血不止。"性味甘咸平（温），入肝肾、小肠经，主治劳热骨蒸，咳嗽，崩漏，带下，淋病等。取汁煎汤饮服。

（二）食疗妙方

（1）鲍鱼 60 ～ 120g，加水适量煮汤，放食盐少许调味。每日内分两次服食。本方适用于虚劳潮热、盗汗、咳嗽等，也可用于血枯经闭、产后乳汁不足等症。

（2）鲍鱼 30g，石决明 30g（打碎），枸杞子 30g，菊花 10g，加水适量，煎汤饮服。本方适用于肝虚目暗、视物昏花、眼干目涩等。

（3）鲍鱼 500g，西洋参 15g，猪瘦肉 150g，姜 2 片，陈皮 3g，食盐等调味料适量。将鲍鱼外壳洗净、砸碎，连壳带肉放入锅内，加姜、陈皮及 1000mL 清水，猛火烧开后，改用文火，加入猪肉，直至仅剩 500mL 汤时，放入西洋参，再煮至剩 300mL 汤，调味佐膳食用，本方适用于子宫癌早期。

（4）玉米须 30g，枸杞子 12g，鲍鱼 50g，姜、葱、食盐各 5g，同放炖盅内，注入鸡汤 250 毫升。将炖盅置武火上烧沸，再用文火炖煮 25 分钟即成。本方有补气血、泄湿热、补肾气之功效，适用于肝硬化患者食用。

四、墨鱼

（一）功能作用

墨鱼，又称乌贼、墨斗鱼、乌鱼，为乌贼目海产头足类软体动物。是上好的食疗佳品，尤其是女性的保健食品。墨鱼味道鲜美，营养丰富，鲜肉含蛋白质 17.1%，脂肪甚少，还有一定量的碳水化合物、无机盐以及维生素等。每百克干品中含蛋白质 68.4g，钙 290mg，磷 776mg，铁 5.8mg，尚含丰富的碘质。历代医家认为，墨鱼性味甘、咸、平，有滋肝肾、养血滋阴、益气诸功效，尤以墨鱼卵滋阴养血之功显著。

值得一提的是，墨鱼是女性一种颇为理想的保健食品，女子一生不论经、孕、产、乳各期，食用墨鱼皆为有益。据记载，妇女食用有养血、明目、通经、安胎、利产、止血、催乳和崩漏等功效。中医古籍《随息居饮食谱》说它"愈崩淋、利胎产、调经带、疗疝瘕，最益妇人"。

（二）食疗妙方

（1）取完整新鲜墨鱼之墨囊，不必用水冲洗，烘干后研细末，每次服 1g，每日 2 次，对妇女功能性子宫出血有效。

（2）鲜墨鱼 2 只洗净，与瘦猪肉 250g 一起炖熟，食盐调味，每日 1 次，5 天为 1 个疗程，治妇女带下。

（3）用墨鱼（去骨）400g，洗净切片，加生姜 50～100g 切成姜丝，加油盐同炒佐膳，可补血通经、益脾胃、散风寒，治血虚经闭。

（4）将墨鱼肉与猪脚炖汤饮服，5 日为 1 疗程，对妇女产后乳汁少有效。

五、黑花生

（一）功能作用

黑花生，又被称作富硒黑花生、黑粒花生。据检测分析，黑花生的蛋白质含量高达 30.68%，高于普通花生 5%，精氨酸含量比普通花生高 23.9%，钾、硒、锌含量分别比普通花生高 19%、10% 和 48%。营养专家认为，黑花生能抗癌补钙，是老人、儿童、孕妇的保健佳品。黑花生所含有的微量元素，可有效地改善肝、心、脾、肺、胃的功能，有效地消除人体内的自由基，减少脂肪积累，使人保持最佳体形。黑花生中富含一种抗氧化剂，它能延缓肌肤衰老，还能保护胶原蛋白不受自由基破坏，能预防肌肤老化。黑花生含有丰富的花青素，可以防止血小板凝结、软化血管。医学专家介绍，每天生食 9 粒（分 3 次吃）黑花生果仁能使头发变黑、血压降低，还能预防因缺少人体必需的微量元素而造成的多种病症。

（二）食疗妙方

（1）用老陈醋浸黑花生仁7日以上，每晚服7～10粒，可平稳治疗高血压。

（2）带皮黑花生仁15g，大枣25g，桂圆肉10g。共煮，早晚分食，善治身体虚弱、贫血、血小板减少症。

（3）黑花生、黑芝麻各50g，何首乌20g，加盐少许同煮，久服有乌发的效果。

（4）黑花生仁适量，猪肺1具，加少许调料炖熟后，连汤同食，可治疗久咳、小儿百日咳。

（5）黑花生仁、百合、北沙参各15g，水炖后加蜂蜜进食，对治疗肺阴不足型干咳、声音嘶哑有较好效果。

（6）黑花生仁90g，猪蹄1只，加水炖熟，每日服1次，连服5天，对治疗乳汁缺少，产后便秘有很好的食疗效果。

六、核桃

（一）功能作用

核桃，又称胡桃，为胡桃科植物。核桃仁含有丰富的营养素，每百克含蛋白质15～20g，脂肪60～70g，碳水化合物10g；并含有人体必需的钙、磷、铁等多种微量元素和矿物质，以及胡萝卜素、核黄素等多种维生素。核桃中所含脂肪的主要成分是亚油酸甘油酯，食后不但不会使胆固醇升高，还能减少肠道对胆固醇的吸收，因此，可作为高血压、动脉硬化患者的滋补品。此外，这些油脂还可供给大脑基质的需要。核桃中所含的微量元素锌和锰是脑垂体的重要成分，常食有益于脑的营养补充，有健脑益智作用。

我国古代人早就发现核桃具有健脑益智作用。李时珍说：核桃能补肾通脑，有益智慧。不少古代人还发明了许多吃核桃的方法，如将核桃 500g 打碎去壳取仁，将核桃仁加冰糖共捣成核桃泥，密闭贮藏在瓷缸中，每次取两茶匙，用开水冲和饮服。据说，用水冲和后浮起的一层白色液体，就是补脑作用最强的"核桃奶"。

核桃不仅是最好的健脑食物，又是神经衰弱的治疗剂。患有头晕、失眠、心悸、健忘、食欲不振、腰膝酸软、全身无力等症状的老年人，每天早晚各吃 1～2 个核桃仁，即可起到滋补治疗作用。

核桃仁还对其他病症具有较高的医疗效果，如它具有补气养血、润燥化痰、温肺润肠、散肿消毒等功能。近年来的科学研究还证明，核桃树枝对肿瘤有改善症状的作用，以鲜核桃树枝和鸡蛋加水同煮，然后吃蛋，可用于预防宫颈癌及各种癌症。

（二）食疗妙方

（1）取核桃仁 150g，山楂 50g，白糖 200g，核桃仁加水少许，用食物加工机打成浆，装入容器中，再加适量凉开水调成稀浆汁。山楂去核，切片，加水 500mL 煎煮半小时，滤出头汁，再煮取二汁，一二汁合并，复置火上，加入白糖搅拌，待溶化后，再缓缓倒入核桃仁浆汁，边倒边搅匀，烧至微沸即可。早晚各服 1 次，温服为宜。本方有补肺肾、润肠燥、消食积的功效。适宜于肺虚咳嗽、气喘、腰痛、便干、食积、血滞经少及腹痛等症。

（2）取蚕蛹 50g，核桃肉 100～150g，精盐、味精少许。将蚕蛹置炒锅中略炒，取容量适宜砂锅，注水 500mL，放入核桃肉、蚕蛹，大火烧开，改小火炖，约 40 分钟。待熟后可加精盐、味精调味即成。食蚕蛹、核桃肉，饮汤，连服 5 次。本品能健脾胃、补气血、疗疳积，适用于气血两亏、身体瘦弱的女性。

（3）核桃仁、木耳各 120g，红糖 240g。共研末，开水或黄酒送服。本方适用于闭经。

七、黑豆

（一）功能作用

黑豆，大豆的一种，又名乌豆或黑料豆，为豆科植物黑大豆的种子。黑豆营养丰富，蛋白质含量为 49.8%，居众豆之首，其蛋白质含量相当于牛肉的 2 倍多、鸡蛋的 3 倍、牛奶的 16 倍。其他如烟酸、维生素 B_1、维生素 B_2、胡萝卜素及微量元素钙、镁、钾、磷、铜、钴、铁的含量也很高。黑豆含有 18 种氨基酸，包括人体必需的 8 种氨基酸；黑豆的不饱和脂肪酸含量达 80%，吸收率高达 95% 以上，除能满足人体对脂肪的需要外，还有降低血中胆固醇的作用。黑豆基本不含胆固醇，只含有植物固醇，而植物固醇不能被人体吸收利用，又有抑制人体吸收胆固醇、降低血胆固醇含量的作用。

黑豆性味甘平，入心、肝、肾经，有补肾滋阴、补血明目、除湿利水、补虚乌发的功效，可辅助治疗肾虚腰疼、血虚目睹、腹胀水肿、自汗盗汗等。据唐代的《本草拾遗》记载，黑豆"温补，好颜色，变白不老"。明代李时珍对黑豆的保健功效也给予了充分肯定，在《本草纲目》中说："黑豆入肾功多，故能治水、消胀、下气、制风热而活血解毒。"明太医刘浴德《增补内经拾遗方论》载"煮料豆药方：老人服之能乌须黑发，固齿明目"。此方用当归 12g，川芎、甘草、陈皮、白术、白芍、菊花各 3g，杜仲、炒黄芪各 6g，牛膝、生地黄、熟地黄各 12g，青盐 20g，首乌、枸杞子各 25g，同黑豆煮透去药，晒干服豆。张石顽《本经逢原》述黑豆"入肾经血分，同青盐、旱莲草、何首乌蒸熟，但食黑豆则须发不白，其补肾之功可知"。这些都是以黑豆与药物同煮，然后去药食豆之法。除此之外，另一种是单服法，不与其他药同煮即具补肾养血之功。《本草纲目拾遗》言其"服之能益精补髓，壮力润肌，发白后黑，久则转老为少，终其身无病"。

现代医学研究也发现，黑豆含有许多抗氧化成分，特别是异黄酮、花青素都是很好的抗氧化剂，能促进肾脏排出毒素，具有明显的补益肾脏、益阴活血、强筋健骨、安神明目功效。

（二）食疗妙方

（1）黑豆 500g，香醋 100mL，红糖 8g，湿淀粉 20g，辣椒粉、精盐适量。将黑豆洗净后，浸泡一天，沥干水分，隔水蒸至熟软。将香醋、红糖、湿淀粉一起搅匀放入锅中，用文火边煮边用勺搅，至稠厚，把蒸过的黑豆倒入锅中，加入精盐、辣椒粉，拌匀调好味后，即可食用。本方可开胃消食、补肾抗衰。

（2）黑豆、粳米各 100g，苏木 15g，鸡血藤 30g，元胡粉 5g，红糖适量。先将黑豆洗净，放入锅内，加适量水，煮至五成熟。另将苏木、鸡血藤加水煎煮 40 分钟，滤去药渣。把药液与黑豆再同时煮，至八成熟时，放入粳米、元胡粉及适量清水，煮至熟烂，加红糖搅拌均匀即可。本方有补肾活血、通络止痛之功，适用于气滞血瘀型血管性头痛者食用。

（3）黑豆 30g，苏木 15g，水煎，加红糖调服，本方适用于月经不调。

（4）黑豆 100g，怀山药 50g，党参 30g。水煮豆烂加白糖一次服完，每日 1 次，连服 3 ～ 7 天，本方适用于妇女白带。

（5）黑豆 250g 炒熟，用黄酒 1 碗，水煮十来沸，澄清，分 3 次温服，本方适用于产后风。

（6）黑豆 500g 入锅炒至半焦，与红枣 20g 一起浸入 1L 黄酒中，半月后去渣饮酒。每天 2 ～ 3 次，每次服 20 ～ 30mL，本方适用于产后身痛。

八、大枣

（一）功能作用

大枣，又名红枣，在我国已有 3000 多年的种植历史。大枣既可鲜食，又可晒干或烘干食用。《齐民要术》所论的 42 种果品中，枣居首位，与桃、李、杏、栗并称为"中国五果"。

俗话说："一天食个枣，一生不显老。"大枣的营养极为丰富，含有蛋白质、有机酸和铁、磷、钙、胡萝卜素及维生素 B、C 等。每百克鲜枣肉中维生素 C 的含量，高达 4 ~ 6g，比苹果和桃的维生素 C 的含量高 80 ~ 100 倍，而能使人延年益寿的维生素 P 的含量，则列百果之首。因此，人们称红枣为"天然维生素丸"。

大枣味甘性平，养胃健脾，益血壮神，为安中益气的良药。可以治疗脾胃虚弱、气血不足、肺虚咳嗽及高血压等病。另外，大枣对预防肝病效果显著，在产枣之乡肝病患者极少见，大枣对克服失眠症效果也颇佳。

大枣还有抗肿瘤作用。科学家分析出大枣中的抗癌有效成分，是一组三萜类化合物，大枣中含有丰富的环磷腺苷，它能调节细胞的分裂繁殖，有助于癌变的细胞向正常细胞转化。

（二）食疗妙方

（1）大枣 15 枚，生姜 5 片煮水，加入红糖饮之，每日 2 次。冬季气温不管多低，勤喝，寒气不易侵袭，不易感冒。

（2）大枣 60g，大米 400g，共同放入锅中，加适量水煎煮。待烂熟时喝粥吃枣，每次 1 小碗，每日 3 次，可治疗心脾两虚，心烦不眠。

（3）大枣 10 ~ 15 枚，羊心 1 只（洗净切成小块），加适量水炖汤，用食盐调味服用，可治疗血虚心悸、思虑过度、烦躁不安。

（4）大枣 8 ~ 10g，党参 20 ~ 30g，水煎汤代茶饮用，连服 4 ~ 6天。亦可加陈皮 2 ~ 3g 以调胃气，每日服 2 ~ 3 次。本方治病后体虚。

（5）大枣 50g，桂圆肉 15g，乌豆 50g。加 1500mL 水煎至 200mL 左右，分早晚两次服用。本方治血虚心悸，阴虚盗汗，肾虚腰痛，须发早白，脾虚足肿。

（6）大枣 50g，桑椹 30g，同置锅内、加水、文火炖烂即成。去枣核、皮，加糖调味，一次吃下。有补益肝肾，健脑益智之功效，适宜神经衰弱、失眠、心悸者食用。

第五章

国医大师告诉你如何养生

一、好心情胜过十服良药

有不少人好奇地问我："您的长寿秘诀是什么？"其实我的长寿秘诀很简单，你们听了都不禁要怀疑了，这真的是长寿秘诀吗？是真的，我可以肯定地告诉你们，每日给患者看病，这就是我的长寿秘诀。

我96岁了，但还是喜欢去诊室，不论是在普通门诊、特需门诊还是病房，仍然有我可以做的事情。为人们答疑解惑，帮人治疗疾病，我觉得这是一个特别有成就感的事情。有事做，并且很认真地投入到自己所爱的事业中去，这是我长寿的一个秘诀之一，而这也会成为你们的长寿秘诀之一。

现代社会压力大，有工作上的压力、住房的压力、生活上的压力，烦恼会一个接一个地来，不是这个压力，就是那个压力。要是每一份压力都压在心头上，小小的身体又怎么能支撑得了，心情只会越压越不好。如果专注于工作或者专注于兴趣，那么人的精神意识比较专一，可以渐渐忽略很多烦琐的扰心之事，且积极投身于生活中并尽情享受人生的乐趣，然后尽可能地发挥自己的个性以及聪明才智，从成果中获得满足和喜悦，就会走出被乌云笼罩的心情。心情好了，那么身体的很多地方就通了，一些病痛也会不知不觉地没了。

你看，现在理解我所说的投身于工作或兴趣中也是长寿秘诀之一了吧。照这样的说法，本质上的意思是想要长寿就要保持心情的愉悦。现在很多疾病的根源都在心态上，有些人想的事情多，也爱操心，烦恼越积越多，一直憋在心里，只会不断增多，而不会减少。尤其女性会比男性细心一点，思虑过多了就导致了肝气郁结，抑郁就会伤肝，于是肝脏的各种功能就不能正常发挥其作用，接着又影响了五脏六腑，最后导致了各种疾病的发生。不要以为这是危言耸听，中医讲究的是牵一发而动全身，一处地方出现问题了，那么其他脏腑也会逐渐受到牵连。

情志也会致病。不良的情绪控制在一定范围内是正常的，但是如果太过了，超出了五脏所能承受的范围，那么疾病也就跟着来了。《黄帝内经》里有一句名言"生病起于过用"，情志太过，也会致病。

我在上面的章节提到过，女性的月经不调、闭经、痛经，甚至是不孕都跟情志方面的因素有关，是因为女性本身会更容易受到情志方面的影响，况且女子以肝为先天，"肝藏血"，女性的生理特征如月经、怀孕、生产等，都与"血"密不可分。女性更容易受到情志方面的影响，造成肝气郁结，导致了中医的气滞证。

由此可知，如果想要身体健康，让各个脏腑之间协调运转起来，首先要调理情绪，稳定心态，其中，制怒又是首要的。

因为中医分阴阳，肝也就有了肝阴和肝阳之分。津液属于阴精的一部分，如果阴精不足，那么人体的阴阳也会失去平衡。也就是说因为津液耗损，导致了肝阴不足，肝阳因为失去了制约就会亢盛。而肝火是肝阳的表现形式，那么肝阳亢盛就会导致肝火旺。我们常常用"大动肝火"来形容一个人发怒，这也说明脾气和肝火之间的关系，如果脾气不受控制，动不动就发火，往往是肝阳上亢的问题。同时，怒火也会伤到肝，如果不控制情绪，不但不利于降肝火，反而使肝更不好了，也会影响体内其他的脏腑，导致各种疾病的发生。可以说，坏情绪就是健康的大敌。

在外人的眼里，我性格比较温和，还总说我有气量。与其说我有气量，更不如说我学会了不在意生活中的不快和烦恼。我一直觉得生气就是自己吃亏，活着就是胜利。一个人能够活着并且保持健康，是一件多么值得庆幸的事。要知道，生老病死是人生规律，我们谁也没办法摆脱。以前贵为皇帝之人，用尽了心思，遍求仙方，也没有办法摆脱生老病死，若是现在活得很健康，我们好好珍惜，即使现在有点不舒服，也不用太过担心，只要把心态放平，或许我们明天会更健康，既然如此，又何必自寻烦恼。

我很赞同一幅对联上的话："天下事了犹未了何妨以不了了之，世外人法无定法然后知非法法也。"上联的意思是说天下之事，不如意者常常十之八九，烦心事了结了又似乎并没有了结，于是烦恼也无穷无尽，那又何必纠结解决这些烦心事的方法呢？下联的意思是人活在这个世界上，不论是待人接物还是为人处世，并没有固定的一个法则，还不如自在洒脱一点，至少不用那么费神，活得也会开心一些。

我自己是这样调理的：遇到对情绪有负面影响的事情时，会让自己进行心理调节，学会宽容大度，让人处且让人，不苛求他人，与家人、朋友亲密相处，设法保持活跃，期待新一天的到来。而且我认为，做人要有信仰，要大笑，要保持幽默感，保持独立意识，不断结交新朋友，唯有如此，才会逐步调理过来。

心情好，便是一服很好的良药，有益于治疗人们的疾病。可以说，情绪经常处于良好状态的人，得病的概率少，而且往往能够比较长寿。

即使得了病，也不要杞人忧天。当年，毛泽东曾给宋庆龄写了一封信，谈及对疾病的态度，大概意思说的是病来了，只能既来之则安之了，它不是一天就来的，当然也不会一天就走了，关键的是要把心结打开，才能慢慢地培养自身的抵抗力。

大多患者患病之后或多或少有心结，这种心结一直萦绕在患者的心中，就像是天空中的乌云，一直挥之不去。这对疾病的治疗非常不好，往往医生要特别注意患者的心情，也可以适当地跟患者说，生病乃人之常情，既然已经发生了，那就努力想办法去解决，一味地忧虑和煎熬，还不如多找这方面的权威医生，向医生询问康复的意见，合理饮食这样还能好得快一些。

最后我总结一下，健康长寿并不难，首先要发展兴趣爱好，多了一些兴趣爱好，便能少一些烦恼，让浮躁的心情变得平静，修身养性。

其次，要保持心理平衡，调整心态，控制情绪。不要过多地计较得失。当然我们不是圣人，做不到不以物喜，不以己悲，悲和喜都是人的正常情感，不要太过就行，维持情绪和心态的平衡，放宽自己的眼界，保持精神愉悦。对于无法得到的东西不过于贪求，珍惜自己所得到的东西，心情保持开朗、乐观。

养生就是要快乐养，简单一句话，养生不过是平常人做平常事、做快乐的事，不要把它们当作功课，而是把它们当作兴趣，持之以恒。养生要从心所欲，考虑身体的本能。真正的养生，不是让人身体受苦、内心痛苦的清规戒律，是在健康的前提下让人感到最舒服，最有乐趣的生活方式。

我把中医养生的方法概括成"调摄情志、顺应四时、节制饮食、适当劳动、气功按摩、淡泊名利"六个方面，并且根据这六个方面长期坚持下去。健康是完成一生事业的大前提，身体是革命的本钱，没有了健康的体魄，又如何能发展自己所喜爱的事业呢？

二、均衡吃，健康美丽两手抓

我常常感念恩师和家人。随着岁月的流逝，许多过往的人和事了无痕迹，然而我对于父母、恩师的感念之情以及情侣之爱，都在我的心中愈加沉淀。父亲给我提供了昂贵的学费，老师悉心栽培我，而妻子多年的两地生活也没有怨过我，是他们成就了今天的我，我很感谢他们。尤其感谢我的妻子，是她给了我幸福的生活，温暖的家庭，几十年如一日地为这个家庭付出，还要照顾我们俩的 6 个子女，虽然现在孩子们都各自有了自己的家庭，但其间的辛苦可想而知。作为一位妻子，也作为一位母亲，总会操心这操心那，担心我们穿不穿得暖，吃不吃得饱。

她曾是我们家的厨师长，经常变着法子给我们做好吃的，现在年纪大了，一般不怎么做了。我们家常吃的一道菜是鱼，倒并不是说我非常喜欢吃鱼，完全是从营养学角度出发的。鱼类含有人体所需的营养，蛋白质含量一般在 15% ~ 25% 之间，其中包含人体所需的 8 种氨基酸。鱼的脂肪大多是不饱和脂肪酸，能促进胆固醇的新陈代谢，防治冠心病，而且它又是动物肉类中最容易消化吸收的。

　　当然不止吃鱼就行，其他的肉类也吃，鸡肉、鸭肉、牛肉等，不过不要吃太多，适量就行。有相当多的人一提起肉类就会联想到脂肪，并且认为就是因为脂肪，身体很容易发胖。这种看法不正确，科学保健与养生的方法，主要在于营养摄入均衡，也就是说吃任何的东西都要适度，不然就是一把"双刃剑"。现在物质生活丰富了，餐桌上经常可以见到各种肉类食品，有些人管不住自己的嘴，一不小心就吃多了，吃多了，那肯定得发胖呀！

　　如果吃过量，远远超过了身体的消化能力，就会造成营养过剩，而过剩则是"浊毒"的温床。以前虽吃不饱，穿不暖，但是却很少有人得糖尿病、高血压、癌症等。可现在吃得饱、穿得暖了，这些疾病却多了起来。可以说，这些都是"富贵病"，实际上这些病就是吃出来的，也是典型的现代病。"浊毒"可以这样理解，在中医看来，人体内的物质原本是清洁而流动的，如果因为某种原因让它失去了这种特质，变得浓稠且混浊，那么就是"浊"，"浊"的危害很大，会在身体内生出痰来，人就开始生病了。"毒"可以这样解释，如果你吃进去的量是 10 成，排出来的量却只有 3 成，那么剩下的就会留在体内，成了"毒"。因此，饮食忌摄入过量。

　　女性都爱美，所以大多很注重外在的形象，为了保持形体就开始减肥，首先从不吃肉类食物开始，因为她们觉得吃肉会让身体发胖，但是拒绝肉类食品，会造成动物蛋白摄入不足，虽然有些人通过补充豆类等植物蛋白来替代动物蛋白，但其吸收和利用远远不及动物蛋白，当动物蛋白摄入不足的时候，人体的平衡就会被破坏，到时免疫力、记忆力也会随之下降，甚至出现了贫血等症状。

有些女性也有选择用节食的方法，就是只吃限定的食物，或者按照医生给出的食谱进食。有些女性为了能更快地看到效果，往往早饭或中饭不吃，饿到晚上才吃。你想一下，早饭和中饭都不吃，肯定得饿惨了，到了晚上是不是就会狼吞虎咽。其实这恰恰适得其反，因为一天之中，就算只有一顿暴饮暴食，也会促使脂肪的生成，胆固醇也会增加。

另外，市场上有很多卖减肥药的，你没什么病，仅仅因为要减肥就吃药，吃多了肯定对身体有不良反应呀！有一句话是这样说的：是药三分毒。这些减肥药有什么成分你并不知道，特别是通过不明途径购买的，含有什么禁药也不清楚，想想就可怕。每个人都爱美，这也不是什么坏事，但是美也要健康的美，过度减肥，会引起不少的问题。我也在前面强调了，过度减肥还会引起月经不调，甚至不孕，这是我们不愿意看到的，我们减肥是为了让自己更好看，但是减肥也不要误入歧途。

因此，我们需要正确认识其正与反两个方面，营养摄入过度或者过少都对健康不利，我们一定要有这种保健知识，一定要避免这种"矫枉过正"的倾向，不然就会对健康造成伤害。我在这里提一些健康减肥的建议。

第一，少吃主食。我说的是少吃，不是不吃，一点都不吃不科学。我也提倡饮食多样化，讲究五谷杂粮、荤素搭配，可以多吃一些高粱米、小米、玉米面或者白薯等粗粮，坚持吃早餐，中午吃好，晚上吃少，以七成饱为宜。

第二，少吃甜食或者过咸的食物。甜食容易让人发胖，过咸的食物对身体不好，可能会引起血管硬化，可以多吃些蔬菜和水果。总之，饮食要本着低热量、低脂肪、低糖类和保持充足的蛋白质以及维生素的原则，保证身体的需要。

第三，要适当运动。可以说，运动是最健康的减肥方式。

我说一个关于华佗的故事。据说有一次华佗去郊外踏青，遇见了一个很胖的人，他的肚子圆得就像一个"大皮球"。华佗看他每走几步就要停下来喘喘气，走得非常艰难。华佗看不过去了，走过去向他自报姓名，说要帮他治疗。胖人当然乐意呀，他早就想改变现在的体形，但总苦于没办法，而现在有一个人跟他说，他的肥胖有得治，当然不能错过机会。他对华佗说他是城里卖肉的，如果华佗能治好他的肥胖，他保证华佗以后吃肉都不要钱。

华佗拒绝了他的好意，然后问了他的生活起居以及生活习惯。然后对他说，你这个肥胖很好治，不用针灸，也不用吃药，只需要嗑点瓜子就行。胖人一听，忍不住怀疑，这个方法能行吗？华佗说了，当然不是让你坐在椅子上嗑瓜子，而是每天三更天起来，边走边嗑瓜子，磕完瓜子再回去休息，至少要坚持3个月。胖人觉得这不是很简单的事嘛，于是回去照做了，第二天一大早起来就边走边嗑瓜子，刚开始挺轻松的，但是因为他胖，行走都很吃力，还要来回走10里路，累得实在吃不消。

幸好胖人决心想要改变自己的形体，坚持了3个月，一身胖肉果然少了许多，走路气不喘了，走10里路也比较轻松了。华佗还告诫他，从今以后，早睡早起、少卧多动、少荤多素，胖人也这样做了，果然肥胖症被治好了。

从这个故事中可以看出，要健康减肥，需要从饮食上、运动上以及生活习惯上做出改变，这才是最健康的减肥方法，所以女性朋友们想要减肥，最好每天做适量的运动，尤其有氧运动，像平地步行、爬坡步行、慢跑、游泳、打球等都是很好的有氧运功，在运动的同时还能有效促进身体多余脂肪的燃烧，达到维持健康的目的，苗条又美丽。

三、阴阳平衡是身体的良药

很多人都这样认为，跟男性相比，女性更容易衰老。男人40一枝花，而女人呢，过了25岁，就开始走下坡路了。这个说法在一定程度上是有道理的，我从女性的心理和生理上来分析，这里涉及阴阳平衡的概念，首先我先解释一下何为阴阳。

中医认为治疗疾病就是在调阴阳。那什么是阴阳呢？简单来说，是根据阴阳的能量特征来划分的。比如说阳的能量特征就是温热、明亮、干燥、兴奋、亢进。因此，上面的、外面的、左边的、南方的、白昼的、春夏的等都属于阳。与之相反，阴的能量特征是寒凉、晦暗、湿润、抑制、衰退。所以，下面的、内部的、右边的、北方的、黑夜的、秋冬的等都属于阴。

世间的万事万物，不论怎么变化，归根结底，都离不开一阴一阳。人体也一样，中医正是抓住了这个特点，在认识疾病的过程中阴阳就是一个总纲领，无论是分析人体的结构、各脏腑的功能，还是疾病的变化，应用的也是阴阳的理论。

人类的疾病千种万种，不论是常见病，还是各大疑难杂症，在中医的理论里，这些疾病的发病原理只有一个，就是阴阳失衡。中医说"治病必求于本"，这里边的"本"也就是要达到阴阳平衡，即使疾病的症状消失，还不能算治好了病，只有把阴阳调好才能拔出病根。

我之所以说女性更容易衰老，主要因为女性的阴阳更容易失去平衡。首先从心理上来说，女性心思细腻，所以比男性更敏感一些，因此思考的事情多，在意的事情多，心情起伏变化大，思虑过度就会过度耗损津液，而且女性的抑郁和怒火都会伤到肝，造成肝气郁结，影响了肝藏血以及疏泄等功能。另外，从女性生理的角度，如月经、怀孕等，都离不开血。津液、精、血等属于阴精，阴精消耗过多，阴阳失衡了，就阳盛阴虚了。现在理解女性更容易衰老了吧，因为女性一不注意就阴阳失衡了，给疾病一个可乘之机。

当然不论男性还是女性，都会出现阴阳不调的情况，只是从心理和生理方面来分析，女性更容易出现阴阳不调，这个是有一些道理的。现代社会，男性的阴阳失调情况也随着压力的增大而不断严重。

我就拿男性精液异常性不育为例。精液异常，往往是男性不育症的主要原因，为什么会有异常，主要是因为肾阳虚或肾阴虚，或肾虚水不涵木，累及肝、脾而气滞血瘀或湿热下注，我一般是分这四个证型来治疗的。说到底，就是因为肾的阴阳失去了平衡，所以导致了男性精液出现了异常。

高某，是我治疗过的一个男性不育症的患者，初次找我治疗是在2004年的时候，他那时已经结婚4年了，跟妻子没有做任何的避孕措施，也一直没有怀孕。妻子去医院检查，结果显示都正常，他也去检查，在我院泌尿外科检查生殖器官发育正常，精液常规，精液总量为5mL，但是无精子。高先生平素比较怕冷，手足发凉，形体也比较胖，便溏。经过我的诊断，他属于肾阳虚弱，也就是肾的阴阳失去了平衡，肾阴超过了肾阳，一派阳虚之象，根据手足发凉这个症状就可以简单地判断出来。

阳虚则寒，因为先天禀赋不足，后天又过度劳累，长时间生病导致营养不良，饮食不当、过度受寒、药物过量等，都会导致体内阳气不足而产生病理变化。也就是说，此时人的身体里阳气不足，阳无法压制阴而令阴相对亢盛，一般临床上的表现为脸色苍白，畏寒肢冷，舌苔淡，同时还喜静、不爱动，小便清长，下利清谷等虚象。

于是，我的治疗原则是温补肾阳，兼以填精。我给他开的处方由白人参、鹿茸蜡片、山茱萸、紫河车、枸杞子、熟地黄、当归、菟丝子、丹参、炒白术组成，一共给他开了7剂的量。吃完药之后找我复诊，他说服完药之后没有不适感，大便成型，于是我在上方的基础上去白术，改加砂仁。服药2个月之后，女方就怀孕了。我这个药方药物组成阴阳相配，因为患者主要是肾阳虚，所以这个药方也是以补肾阳为主，最终效果也非常好。

另外，对于阳虚的人，我推荐多吃些甘温的食物，比如羊肉、猪肚、鸡肉、带鱼等，少吃辛辣、生冷、不容易消化的食物。饮食上也要注意多样化，不要偏食，也勿暴饮暴食，如果畏寒怕冷的话可以多喝些生姜蜂蜜茶，大枣红糖茶等。

接下来我来说一说与阳虚相对的阴虚。阴虚是因为阳邪伤阴、情绪过激化火或长时间生病伤阴，导致体内阴液不足而产生的病理变化。也就是说此时人的体内阳气相对旺盛一些，如果你有手足发热、心胸烦热、发热不高或某一特定时间发热变重、面红如火、咽干口燥、舌质红、舌苔少等热象，也有消瘦、盗汗等虚象，那么你就是阴虚了，此时需要通过滋阴制阳的药物来补足阴气。

吃药的同时配合食疗会更好，阴虚的人要注意饮食清淡，可以多吃些芝麻、糯米、蜂蜜、乳品、甘蔗等，少吃肥腻厚味、燥热的食物，另外可以适当地喝些温性的茶，如绿茶、黄茶等。

其实，治病的根本就是调阴阳。阴阳平衡，那么人就会健康；阴阳失衡，那么人就会患病、早衰，甚至死亡。高先生的阴阳调和过来了，所以他的病治好了，并且有了孩子。可以说，健康的宗旨就是保持生命的阴阳平衡。

而调节阴阳平衡还可以从以下方面入手，饮食、运动、心理、按摩、气功，并应起居有常，顺应四时，配合中药治疗等，都可以把失衡的阴阳慢慢地调理回来。

我每日早起必会到林子里练气功。先放松四肢，摒弃杂念，凝神静气，意守丹田，再鼻纳口吐，一呼一吸，深吸自然之清气，深吐自然之浊气。因为我认为，利用自然之气可以调理全身的精、气、血、脉，会心旷神怡，头脑清醒，精力充沛。

到了晚上做按摩，因为这样可以调和营卫，利消水谷，还能使气血运行畅通，消除疲劳，增强体质。

人应该顺应自然、顺应四季变化。我很注意随着四时气候增减衣物、调整运动量以及作息时间，适应自然气候的变化，保持与外界万象吻合，才能维持身体阴阳之平衡。

我也坚持起居有常，每天保证睡足8个小时，按时休息，天亮即起，坚持午休。中医学认为，睡眠与清醒是人体寤与寐之间阴阳动静对立统一的功能状态，昼属阳，夜属阴，人体阴阳也随昼夜而消长变化。寤与寐的交替，寤属阳，寐属阴，故日落而寐，日出而寤。睡眠好则精力充沛，思维清晰，身体舒适，反之则精神疲惫，身体困乏。

有人认为想要健康就必须滴酒不沾，其实不用这样，我每天都喝五钱至一两白酒。因为我喜欢吃肉，所以每逢吃肉就必定会喝酒，因为白酒有活血怡神、祛油脂的功效。喝酒只要不过量就行，没必要一滴酒都不喝，喝一些对身体反而还有些好处。

但若起居无节，酒色过度，会损伤人体正气，导致各种疾病。天人相应，顺应自然。自然界四时气候变化必然影响人体，使之发生相应的生理和病理反应。人体疾病的发生，是与自然界息息相关的，只有掌握其规律，适应其变化，才能祛病保健。

所谓阴阳平衡，就是阴阳双方的消长转化，既不过分也不偏衰，呈现着一种协调的状态。而饮食、运动、起居有常等这些因素，都有利于把失衡的状态慢慢地调回平衡的状态，所以保持阴阳平衡是身体的良药。

四、未病先防，告别亚健康

治未病最早要追溯到《黄帝内经》，《素问·四气调神大论》说道："是故圣人不治已病治未病，不治已乱治未乱，此之谓也。夫病已成而后药之，乱已成而后治之，譬犹渴而穿井，斗而铸锥，不亦晚乎！"意思是高明的医生往往在未表现出病症的时候就把病给治了，治理国家也一样，在发生乱子之前治理好了，总比乱子发生之后再来收拾烂摊子要好。如果等病发生了，乱子形成了，再来治疗和治理，相当于渴了才知道凿井，临到打仗了才去铸造兵器，已经晚了。所以在病尚未形成之前就把它给预防了，那不是比较简单吗，假如等到病成型了，牢牢地扎根在身体上，这时候你想除掉它可能就无计可施了。

任何疾病的发生都不是突然发生的，这里面有一个发展的过程，从无形之中慢慢累积到最后成了型，病症就表现出来了。因此，在成形之前，还是可以通过各种办法来预防疾病的发生的，而一个高明的医生是可以在疾病形成之前看得出来的。我又想讲一个历史故事，这次是关于扁鹊的。

《韩非子·喻老》中有一篇故事《扁鹊见蔡桓公》，说的是扁鹊觐见蔡桓公，见了面之后，扁鹊说："在您的肌肤纹理间有一些小病，不医治的话恐怕会加重。"蔡桓公不以为然，说："寡人没病。"在扁鹊离开之后，还对其左右说："医生喜欢给没病的人治病来当作自己医术上的功效。"

过了 10 天左右，扁鹊再次去觐见蔡桓公，他发现蔡桓公的病更重了一些，于是对他说："您现在的病在肌肉里了，如果不及时治疗将会变得严重。"蔡桓公依然觉得自己没有病，所以没有搭理他，等扁鹊离开之后，蔡桓公满脸不悦。

又过了 10 天，扁鹊再次见到了蔡桓公，说："您的病已经到肠胃了，不及时治疗的话会更加严重。"蔡桓公依然没有理睬，在扁鹊离开之后，又很不高兴，明明自己什么症状都没有，偏说自己有病，扁鹊这人到底什么意思呢？

又过了 10 天，扁鹊远远地看见了蔡桓公，但是这次他并没有说什么，而是直接掉头走了，蔡桓公感到很奇怪，于是就派人去问扁鹊何故。扁鹊说："小病在皮肤纹理之间，用药物热敷一下就可以治好了；病在肌肉和皮肤里，此时用针灸也可以治；病在肠胃里，用汤药也可以调理，达到治病的目的，但是呢，如果病发展到骨髓里了，那就是司命神仙管辖的事了，医生此时也是没有办法了，既然病已经到了骨髓，我也就不请求给他治病了。"

果不其然，又过了5天，蔡桓公身体疼痛，于是派人去找扁鹊，可此时扁鹊已经逃到秦国去了，又过了不久，蔡桓公就病死了。

从这个故事中，我们可以知道，疾病有一个发展的过程，某个脏腑病变，在还没有明显的症状之前，我们身体的某些部位就会发现相应的异常变化，由浅及深，小病易治，大病难治。因此，在发展成为大病之前，疾病的症状比较轻，这时候也容易治疗，所以应该要重视早期诊断，及时治疗，这也再次说明了"治未病"的重要性。

你知道吗，"治未病"和"亚健康"有相似之处。如今人们生活水平提高了，对于健康和养生更加重视了，所以"治未病"也被提到了前所未有的高度，就是在这一观念的背景下西方提出了"亚健康"的概念。世界卫生组织把机体无发生器质性病变，但有一些功能发生改变的状态称为"第三状态"，我国则称为"亚健康状态"。不论是治未病，还是亚健康，都是以预防为主，阻挡疾病发生的趋势，在还没有形成病变之前采取措施，把疾病扼杀在摇篮里。

亚健康就是处在"非病非健康的状态"，让现代医学无奈，明明用医学器械都检查不出来，可是身体却有一些小的问题。临床上表现为一个人明明浑身上下不舒服，可是去医院检查，却没有查出任何问题。

亚健康其实是西医提出来的，中医是没有亚健康这个说法。但是呢，如果患者去看中医，医生不会忽略了患者的感受，如果身体不舒服了，那肯定就是有毛病了，这些让你不舒服的症状就是身体给你的一个信号，告诉患者他的身体失去了往日的平衡，需要调理了，如果不管，那就会发生器质性的改变。

从这里又看出了中西医看待疾病的不同。西医是客观的、相对的，而中医则是带有"主观上的感觉"。西医认为，症状往往只是表面现象，我们要通过现象看到本质才行。因此，患者一来，就让他去做这个那个检查，通过这些检查才能发现疾病的本质，找到病因，并且有针对地治疗。但一个患者去找中医看病，中医会很重视患者"主观上的感觉"，因为这些都是医生的辨病根据，根据患者的症状来辅助自己的诊断。

我客观地说，中西医这种辨病方法各有各的优势，而中医在诊断亚健康这个领域方面会更有优势，因为器械是检查不出来的，但人们可以描述怎样不舒服。也就是说，中医的"证候"要比西医的病提前，可以来一个超前诊断，通过望闻问切及早发现问题，把它扼杀在萌芽状态，这也是中医所说的"治未病"的观念。

世界卫生组织有过调查，截至 2014 年年底，全球健康人只占人群总数的 5%，有 20% 的人被确诊患有各种疾病，而有 75% 的人处在健康与疾病之间的亚健康状态。可见，亚健康已经是大家都应该重视的问题了。

那我们怎么判断自己是否是亚健康呢？如果你总是感到很疲惫，一整天都没精打采，还总是失眠、焦虑、烦躁、说话声音低微、头发枯黄、抵抗力差，隔三岔五就感冒，而且食欲差，肠胃也不好，不是拉稀就是便秘，按照中医来讲，此时已经在亚健康状态了，再加上胃口不好，便秘或拉肚子，也都证明了脾胃功能差。

那么该如何预防亚健康呢？这要从多个方面入手。首先，要保持良好的心态，不过度思虑，"思则伤脾""脾胃是后天之本"，过多的费神和忧虑会把人体后天的老本给赔进去了，具体的做法可以看本章的第一部分，学会保持心情愉快和良好的心态。

要保持良好的心态，我想说的一点是要学会淡泊名利。人要知足才会常乐，因此不要把名利看得太重，否则心情会很容易受到影响。现在有一些老年人退休之后，仿佛就有大把的时间胡思乱想，思虑多了，毛病也多了起来，所以我建议老年人可以去做自己喜欢的事情，或者去短期旅旅游都是不错的选择。我自己虽然年纪大了，但还是坚持应诊，我之所以坚持出诊，是因为我觉得生命不息，应奋斗不止，以医为乐，永远进取。

另外，要坚持适量的运动。尤其现在的白领长时间坐办公室面对着电脑工作，久坐很不好，而且很容易发胖，随着工作压力加大，各种毛病就该找上门了。"生命在于运动"，还是需要挤出一些时间出来运动运动。我自己也一直坚持运动，我主要的运动是晨练。清晨起床后，我总是认真地做头部、眼部、上肢和腰腿部、足部运动。尽量每天出去慢跑，但是现在上了年纪，膝关节不灵活了，于是改成了散步。在这里得提醒一下，老年人运动要以不累着自己为宜，最好选择散步、打太极拳等运动。

如果通过自我调节还是感觉不舒服的话，可去找中医治疗。让中医给你一个健康的食谱来食疗，或者开药方来治疗，或者用按摩、针灸、推拿、拔罐等方法，都可以把亚健康调回健康的状态。